JN048266

登録者数10万人超！
人気現役看護師YouTuberの
四季さんが書いた

看護師1年目の教科書

四季 著

医師・医学博士
山本健人 監修

KADOKAWA

はじめに

　みなさん、こんにちは！　看護師の四季です。

　私は現役看護師として病院に勤務するかたわら、YouTube「看護師四季 *Shiki Nurse*」チャンネルで動画を配信しています。本書は、それらの動画の内容を含め、新人看護師さんが医療現場で活躍するうえで絶対に役立つ知識やノウハウを、ギュッとまとめた1冊になっています！

　実は私も、新人看護師時代は悩みが尽きない日々でした。「毎日やることがたくさんある……。どこから勉強したらいいんだろう」「先輩に『できない人』だと思われたらどうしよう」「勉強したいのに疲れて寝てしまった」などなど……。勉強をしなくてはいけないことはわかっていたのですが、思うようにできない焦りと、慣れない環境でたまっていく疲労。「私は看護師に向いてないんじゃないか」という考えが、何度も頭をよぎりました。

　そんな日々を何とか乗り越え、新人看護師さんを教える立場になったときに、気づいたことがありました。それは、新人看護師さんの多くが同じような悩みを持っているということです。

　看護師の勉強は、看護技術、疾患、薬、検査など多岐にわたるので、どこから手をつけたらいいのか、誰もが悩んでいます。だからこそ、新人看護師さんの道標となる本をつくりたい、そんな想いを込めてこの本を執筆しました。「何から勉強したらいいんだろう」と思っている方は最初から順に読む、調べたいことがある方は目次や索引を見てその項目を読むなど、好きな形で読み進めていただければと思います。

　せっかく勉強したのに、病棟でうまく実践できなかった……ということもあるかもしれません。でも、焦らなくて大丈夫ですよ。今日できなかったことがあったとしても、明日少しでもできるようになっていればOKです！　ゆっくりでいいので、毎日一歩ずつ一緒に歩んでいきましょう。

　看護師のキャリアの積み方には、たくさんの道があります。看護師1年目は、そのスタート地点です。この本がみなさんの最初の一歩を支える本になるとうれしいです。

看護師 四季

人気現役看護師 YouTuber の 四季さんが、1 年目看護師の 必須知識をわかりやすく解説！

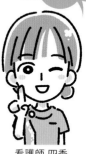

安心して 看護ができるように 応援します！

本書は、新人看護師さんなどに向けた動画で、のべ 5,000 万回以上の再生回数を誇る四季さんが執筆しています。「わかりやすい」「覚えやすい」「勉強になる」と好評を得てきた内容を、1 冊に凝縮。必須知識が楽しく身につきます！

看護師 四季

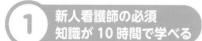

本書の 4 大ポイント！

① 新人看護師の必須知識が 10 時間で学べる

膨大な医療知識の中から、1 年目看護師さんに必須の知識だけを厳選し、わかりやすく解説。10 時間でざっと復習できるから、忙しい中でも無理なく学べます。

② カラー＋見開き完結＋豊富な図解

オールカラー＋豊富な図・イラストで解説しているため、覚えやすく、知識の定着が促されます。また、各セクションが見開きで完結するため、テンポよく読み進めることができます。

③ 講義感覚で学べるわかりやすい解説

解説は四季さんの話し言葉なので、まるで四季さんから直接語りかけられ、教えてもらっている感覚で学ぶことができます。医療現場に即した内容で、イメージしやすくなっています。

④ コラムや「あるある」ネタも充実

新人看護師さんの多くが疑問に持つことについて、各章終わりのコラムで四季さんが答えます。また、思わずうなずき、笑ってしまう「あるある」話も各セクションに掲載しています。

看護師1年目の お悩み・困りごとトップ 10！

本書は、特に看護師1年目のみなさんを対象に、悩みがちなこと、困りがちなことにお答えしていく形でまとめています。では、実際にどんな悩みが多いのか……。これまでの私の実体験や、YouTube でいただいた質問から、私の考えるトップ 10 をご紹介します！

＼＼ 看護師1年目のお悩みランキング! ／／

順位	看護師1年目のお悩み・困りごと
👑 第1位	バイタルサインの報告がうまくできない！
👑 第2位	採血がうまくできない！
👑 第3位	検査値のデータの読み方がわからない！
第4位	滴下数の計算に時間がかかる！
第5位	時間通りに仕事が終わらない！
第6位	静脈ルート確保が苦手！
第7位	心電図が読めない！
第8位	患者さんに応じた感染対策がわからない！
第9位	急変対応に自信がない！
第10位	患者さんを安全に介助できるか不安！

第1位  バイタルサインの報告がうまくできません……

バイタルサインの測定はどの病棟でも必ず行いますが、どの値が異常なのか、異常があるときにどう対応すべきか、慣れないうちは判断するのが難しいですよね。また、患者さんによっては測定部位に注意しないといけない場合もあります。

本書では、バイタルサインの測定方法で気をつけることや注意したいことを、2章

でわかりやすくまとめています。まずはここを読んで、もっとも大切なことを理解しちゃいましょう！　→2章へ GO！

第2位　採血が全然うまくできません……

採血は最初、誰もが悩みますよね。採血しやすい血管の場合には自信を持ってできても、血管が見つからないことも……。そういうときはどうやって血管を探したらいいのかなど、採血の基礎からすぐに現場で活かせるコツまで、4章でまとめています。

コツさえつかめば、血管がぐっと探しやすくなります。みなさんが自信を持って採血ができるよう、応援しています！　→4章へ GO！

第3位　検査値のデータの読み方がわかりません……

患者さんの採血結果にはたくさんの項目があるので、どれを見たらいいのかわからず、ほとんどの方が最初は難しく感じると思います。患者さんによっては、基準値から外れている値が多い場合もありますしね。

そこで、何から読み始めたらいいのかなど、大切なことを5章でまとめています。患者さんの状態に応じて検査データが持つ意味も異なりますが、まずは絶対に押さえておきたい項目を、1つひとつていねいに見ていきましょう！　→5章へ GO！

第4位　滴下数の計算に時間がかかってしまいます……

滴下数の計算は看護師国試でも出題されるので、みなさん勉強していると思いますが、計算式が長いので覚えるのは大変ですよね。

でも実は滴下数の計算には、パッと一瞬でできる裏技があるんです。これさえ理解しておけば、すぐに計算することができます。私もこのやり方でやっているんですよ！9章でご紹介しているので、ぜひ試してみてください。　→9章へ GO！

第5位 時間通りに仕事を終わらせることができません……

初めてのお仕事、初めて出会う人々という環境の中でたくさんの業務があるので、時間通りに仕事を終わらせることはなかなか難しいと思います。

そこで1章では、1日の流れや先輩とのコミュニケーションなど、看護師のお仕事をするうえで必須の項目をまとめています！　この章を読むと、業務に必要な基礎的なスキルや知識が身につきますよ。　→1章へ GO！

第6位 静脈ルート確保がどうしても苦手です……

静脈ルート確保は、血管を選ぶときの条件が採血よりも増えるので（まっすぐな血管を選ぶ、関節付近は避けるなど）、難易度が上がります。

ではどうしたらうまくできるのか……、穿刺のコツを9章でご紹介しています。成功の鍵となる留置針の持ち方も身につけられますよ！　→9章へ GO！

第7位 心電図が読めません……

私のYouTubeチャンネルのコメント欄でも「心電図を読めるようになりたい！」という声を多くいただきます。心電図モニターは、特に急性期の病棟では頻繁に使用しますが、波形の種類がいろいろあるので、瞬時に判読するのは難しいですよね。

でも大丈夫。心電図の判読は、ポイントさえ押さえておけば、異常な波形にすぐに気づくことができます！　7章では、初めての人にもわかりやすい心電図判読のポイントを紹介しています。　→7章へ GO！

第8位 患者さんに応じた感染対策がわかりません……

病棟では感染症のある患者さんが珍しくないので、それに応じてケアなどの際に適切な感染対策をしなければなりません。でも最初は、「手袋やエプロンはつけるべき？」「ゴーグルはいつつけるの？」と迷ってしまうことが多いと思います。

8章では、病棟で絶対に使う感染対策の知識をまとめています。ここを読めば手指消毒のタイミングや個人防護具の選択が判断できるようになるので、病棟で自信を持って行動できるようになりますよ！　→8章へGO！

第9位　急変を発見した際に対応できるか自信ないです……

　急変はどの病棟でも起こる可能性があるのですが、いざその現場を目の当たりにしたら対応できるのか、不安になりますよね。私も最初はドキドキでした……。

　急変に対応するためには、患者さんのどこを観察したらいいのか、また、どう動けばいいのかを把握することが大切で、そうした点を11章で具体的にわかりやすく説明しています。現場ですぐに使えるようにまとめていますので、この章を読んで自信をつけちゃいましょう！　→11章へGO！

第10位　患者さんを安全に介助できるか不安です……

　患者さんはそれぞれADL（日常生活動作）が異なります。そのため、歩くとき、食事をするとき、寝ているときなど、看護師の介助が必要となる場面も多いです。でも、どう対応したらいいのか、最初は判断に迷ってしまいますよね。どこから勉強すればいいのか迷うところでもあります。

　そこで3章では、介助するうえでの基本的な考え方がわかるよう、簡潔にまとめています。基本的な知識が身についていると、どんどん応用できるようになるので、ここで押さえちゃいましょう！　→3章へGO！

以上、特に1年目の看護師のお悩み・困りごとトップ10をご紹介しました。みなさんが看護師1年目を乗り越えられるよう、全力で応援しています！

看護師1年目の年間スケジュール

看護師の1年目は**「基本的な看護師のお仕事を安全に実践できるようになること」**が目標です！　病院によって指導方針の違いはありますが、最初の1年間はどのように勤務することになるのか、ここでご紹介しますね。

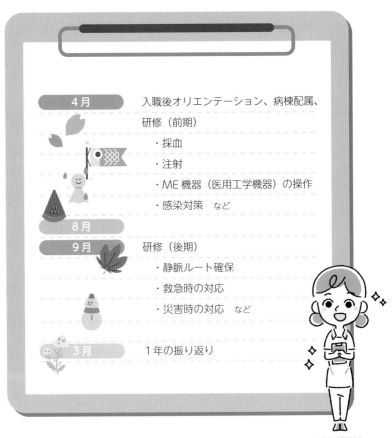

4月	入職後オリエンテーション、病棟配属、研修（前期） ・採血 ・注射 ・ME機器（医用工学機器）の操作 ・感染対策　など
8月	
9月	研修（後期） ・静脈ルート確保 ・救急時の対応 ・災害時の対応　など
3月	1年の振り返り

新人看護師

大まかには、左ページのような流れになります。その中で、いくつか細かいポイントをお伝えします。

最初に行われるシャドーイング研修

病棟配属後、最初に「シャドーイング研修」から始まる病棟は多いですね。これは先輩看護師に同行し、患者さんへの対応やスタッフ間のコミュニケーション、1日の業務の流れについて学ぶ、というものです。先輩はどんどん動いていくので、私は一度先輩を見失うと再び見つけるのが大変だったこともありました。

日勤（平日）独り立ちまで

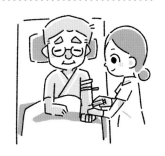

シャドーイング研修が終わると、先輩のサポートのもとで患者さんを受け持ちます。最初は仕事の1つひとつを先輩がていねいに確認してくれます。点滴を準備するときなど、じっと見られると緊張もしちゃうのですが……、先輩が手順を確認してくれるので、正しい手技を身につけることができますよ。

それぞれの手技が1人でできるようになり、先輩のチェックでOKをもらえれば、日勤の「独り立ち」ができます。先輩の付き添いなく患者さんを担当することを独り立ちといいますが、とはいえすべて1人で判断して仕事をするというわけではありません。判断が難しいときや手伝ってもらいたいときには、遠慮なく先輩に相談してくださいね。

日勤（休日）独り立ちまで

平日の日勤の業務に慣れると、「休日勤務」が始まります。休日の勤務はスタッフの人数が減り、平日に比べて受け持つ患者さんの人数が増えます。そのため、点滴の準備など、より時間を意識して行動することが大切になります。一方でリハビリや検査などもお休みになるので、緊急入院が続くと忙しくはなりますが、日勤（平日）に比べて病棟内が落ち着いているのが特徴です。

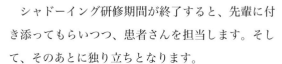 **夜勤独り立ちまで**

日勤業務が独り立ちできたら、いよいよ「夜勤業務」を開始します。夜勤もシャドーイング研修から始まりますが、担当する患者さんの数が一気に増えるので、効率的に業務を行うために先輩がどのように動いているか、観察してみてくださいね。

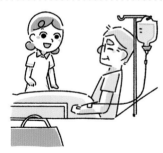

シャドーイング研修期間が終了すると、先輩に付き添ってもらいつつ、患者さんを担当します。そして、そのあとに独り立ちとなります。

夜勤が始まる時期は、病院によってさまざまです。5月の大型連休あたりから始まることもあれば、入職しておよそ1年後の3月に始まることもあります。

 集合研修でステップアップ！

看護師の1年目は、1年を通して「集合研修」を行います。こうした研修を通して同期とのつながりが深まることが多いです。

最初は採血などの基本的な看護技術から始まり、後半になると心電図の勉強、救急時の対応、災害時の対応とステップアップしていきます。

それぞれの分野のエキスパートの方が講師になってくれるので、研修では多くの学びがあると思いますよ！

 1年目の出勤スケジュール

休日の日勤勤務や夜勤が始まるまで、新人看護師さんは基本的に、月曜日から金曜日が出勤、土日が休みという勤務体系となります。毎朝決まった時間に出勤するので、生活リズムは整いやすいのですが、週末にかけて疲労が蓄積しちゃいますよね。家に帰って勉強することが大切な時期ではありますが、身体をゆっくり休める時間もしっかりとってくださいね。

夜勤が始まると、生活リズムが変わってきます。慣れるまで少し時間がかかるかもしれませんが、何回か繰り返していくうちに、自分の過ごしやすいパターンが見つかりますよ。

＊　＊　＊

　このように看護師の1年目は、新しく覚えることが盛りだくさんです。さらに、研修でグループごとに発表をする機会があったり、病棟で独り立ちする前に看護技術のテストがあったりすることも。そのため、退勤後に勉強することがとても大切です。

　でも、勉強といっても内容が多岐にわたるので、どこから勉強したらいいのか、どこまで勉強したらいいのか、多くの新人看護師さんが悩みます。私自身も新人看護師時代は「勉強の方針はこれで合っているのかな」と模索する日々でした。
　本書はそんな新人看護師さんに向けて、1年間の勉強の道標になるようにつくりました。何を勉強したらいいか迷ったときは、まずは気軽にこの本を読んでみてください。勉強しておくと絶対に役立つ知識や、先輩から質問されやすいこと、すぐに実践できる看護の秘訣がたくさんつまっています。
　本書がみなさんの心強い相棒になればうれしく思います。一緒に看護師1年目を乗り越えましょう！

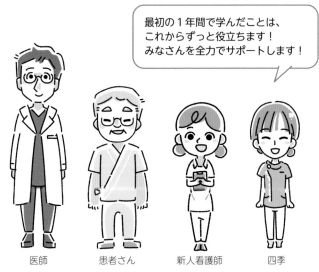

最初の1年間で学んだことは、
これからずっと役立ちます！
みなさんを全力でサポートします！

医師　　　　患者さん　　新人看護師　　四季

Contents

第1章

はじめての
看護業務の乗り越え方

第2章

バイタルサインを知ろう

第3章

日常生活援助を知ろう

第4章

採血を知ろう

第5章

採血の検査結果の読み方を知ろう

第6章
検査を知ろう

第7章
心電図の読み方を知ろう

第8章
感染対策を知ろう

第9章
薬剤の基礎知識を知ろう

第12章

さまざまな場面における
患者さんへの対応方法を知ろう

参考文献
『病気がみえる vol.5 血液』（第2版）医療情報科学研究所（メディックメディア）
『看護がみえる vol.1 基礎看護技術』医療情報科学研究所（メディックメディア）
『看護がみえる vol.2 臨床看護技術』医療情報科学研究所（メディックメディア）
『基礎看護技術Ⅰ』（第18版）茂野 香おる（医学書院）
『基礎看護技術Ⅱ』（第18版）任 和子（医学書院）

本文デザイン・DTP／Isshiki
イラスト／飯村俊一・さかいだちひろ
校正／安東乙羽
編集協力／城戸千奈津

第1章

はじめての
看護業務の乗り越え方

第1章では、看護師の業務の基本的な流れや、毎日行うお仕事のコツについてご紹介します。病院によって多少異なる部分はありますが、看護師としてお仕事をするときに必ず使うノウハウをまとめました。仕事に直結する内容になっているので、どんどん実践してみましょう！

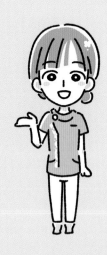

01 1 日のお仕事 スケジュール 日勤 ver.

 いよいよ看護師 1 年目が始まりますね！

やることがたくさんあると思うと「きちんとお仕事ができるかな」と心配になっちゃいます。

 1 日の流れを大きく把握していると、どう動けばいいのかイメージしやすくなるので、まずは日勤の業務について紹介しますね。

日勤の業務の流れをつかもう

【8:30】ミーティング・申し送り

　出勤したスタッフ全員で大切な情報を共有します。その後、夜勤の看護師から担当する患者さんの状態や、注意して観察する必要があることなどの申し送りを受けます。

 日勤は、検査や処置、リハビリなど、患者さんの予定が多い時間帯です。検査によっては事前準備が必要なので、もれがないようチェックしましょう！

【9:00】清潔ケア・バイタルサインチェック

　患者さんの状態に応じて清拭や入浴介助、洗髪などを行います。また、体温や血圧測定などを通して、患者さんの身体に変化がないかしっかりと観察します。

【11:30】昼食の準備・食事介助

　患者さんのお昼ご飯の準備を始めます。昼食前に血糖チェックや食前薬がある患者さんもいるので、忘れずに確認してくださいね。

患者さんごとのタイムラインの書き方例

	Aさん	Bさん	Cさん	Dさん
8:00				9:00　手術室入室 （着替え／ ルート確保）
10:00		10:00　点滴更新		
12:00	11:30　食前薬あり	12:00　血糖チェック	11:00　退院オリエンテーション 12:00　退院	13:00　帰室予定 帰室後 1h ごと バイタルチェック
14:00	14:00　シャワー介助	15:00　処置あり		
16:00	16:00　尿量の測定			
18:00				

> このように患者さんごとのタイムラインを作成すると、優先順位が明らかになり、行動しやすくなりますよ！

【14:00】カンファレンス

　日勤スタッフで患者さんの情報共有や、患者さんへの対応についての相談などを行います。医師や理学療法士など、ほかの医療スタッフが参加することもあります。

> 記録は時間がかかるので、時間が確保できたらどんどん書いていきましょう！

【17:00】申し送り

　夜勤の看護師へ申し送りを行い、勤務終了です。お疲れさまでした！

★Shiki's Point
優先順位を考えて行動しよう

　患者さんを複数受け持つと、やるべきことが同じ時間帯に重なることがあります。さらに医師からの追加の指示など、やることもどんどん増えていきます。そういうときは、優先度が高い順に取り組んでいくことが大切です。最初は判断が難しいので、迷ったらすぐに先輩に相談してくださいね。

02 1日のお仕事 スケジュール 夜勤 ver.

日勤の業務の流れに少しずつ慣れてきましたね。次はいよいよ夜勤が始まります！

スタッフは減るのに、受け持つ患者さんが増えるので不安です……。

私も最初は夜勤が不安でしたよ。早く夜勤の業務に慣れることができるよう、コツを教えますね！

夜勤の業務の流れを押さえよう

【16:30】申し送り

日勤の看護師から申し送りを受けます。夜勤は担当する患者さんの人数が多いので、**事前の情報収集で、ていねいに患者さんの情報を把握しておく**ことが大切です。

夜勤帯は、夜間せん妄や夜間頻尿などの影響で「転倒のリスク」（183 ページ）が高まります。リスクが高い患者さんにはどのような対策が取られているのかを確認し、事故が起きないように、しっかりと観察しましょう。

【17:00】バイタルサインチェック

日勤のときに比べて変化はないかなど、全身状態を観察します。気になる症状があったらすぐに先輩と情報共有しましょう。

【17:30】夕食の準備・食事介助

この時間帯はやることが多く、あっという間に夕食の時間になります。食事前に血糖チェックや食前薬の投与がある患者さんに忘れずに対応してくださいね。

【21:00】消灯

消灯時間までにイブニングケアを終わらせます。就寝前のお薬も忘れずに！

看護師のシフト例

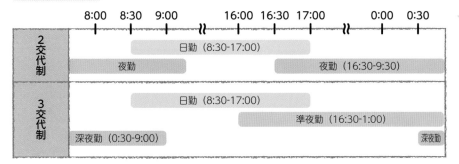

 夜勤のシフトには2交代・3交代の勤務形態があります。ここで紹介している夜勤のスケジュールは、2交代の流れです。

【消灯後】巡視（ラウンド）

　体位変換やオムツ交換、点滴の確認など、患者さんごとに対応します。異常はないか患者さんの様子をていねいに観察しましょう。

【翌6:00】バイタルサインチェック

　夜間の睡眠状態や疾患による症状の有無なども確認します。採血がある場合もありますよ。

【翌7:30】朝食の準備・食事介助

　朝食後は、モーニングケアを行います。朝食後のお薬は、服薬量が多い患者さんもいるので、**全部飲めているかを最後まで確認**してくださいね。

【翌8:30】申し送り

　日勤の看護師に申し送りを行い、記録が終われば勤務終了です！

 ★ Shiki's Point
記録を書く時間は分散させよう

　夜勤がなかなか時間通りに終わらない理由。その1つは記録です。量がとても多いうえ、まとめて書く時間がなかなかつくれないので、書けないまま朝になってしまうと、終わるまで帰れません……。そんな記録のコツは「ためない」こと。スキマ時間ができたら、すぐに記録を書いてしまいましょう！

03　情報収集のコツ

ここからは一緒に、業務について確認していきましょう！　朝の情報収集には慣れてきましたか？

全然できていないです……。時間も足りません……。

カルテにはたくさん情報があるから、最初は難しいですよね。では、短時間で情報収集ができるコツを教えますね！

情報収集が業務をスムーズにする

　情報収集とは、**看護に必要な患者さんの情報を集めること**を指します。情報は、カルテや患者さん本人、患者さんのご家族の話などから集めますが、このセクションでは、出勤したときに行うカルテからの情報収集について説明します。

　情報収集をすることによって患者さんの基本情報をはじめとした、入院から現在までの状態について理解することができます。現在の患者さんの状態などを把握することで、その日の1日の流れや観察項目が見えてきます。そのため、1日に必要な情報をしっかり取れるようになると、業務がスムーズに行えるようになりますよ。

何もかも把握しようとしなくて OK ！

　病棟へ到着してから全体の勤務開始時間までの短い時間で、カルテにある患者さんの情報をすべて把握しようとすると、すごく大変です。時間が足りなくなってしまうのは、誰もが経験することだと思います。

　大切なのは、「**すべての情報を一度に取ろうとしない**」ことです。**その日の業務で必要な患者さんの情報を選ぶ**ことで、効率的に情報収集することができます。

情報収集に必要な情報

■基本的な情報
名前・年齢・性別
現病歴・既往歴
ADL（日常生活動作）
アレルギーの有無など

■本日のスケジュール
検査・処置・薬
リハビリ・診察など

■患者さんの状態
バイタルサイン
観察項目
検査結果
治療の経過
医師の指示など

まずは上にまとめた情報を集めてみると、患者さんの現在の状態が見えてきますよ！

🍀 病態を理解することが大切

　病態を理解すると、患者さんのどの情報について確認すればいいのかという視点を定めることができます。

　その疾患によって身体はどのように変化しているのか、患者さんにはどのような症状が出現しやすいか、治療にはどのようなものがあるかを事前に勉強しましょう。そうすると、患者さんの状態で「今」知っておかなければいけない情報が自然と見えてきますよ！

★Shiki's Point
完璧な情報収集を目指さなくて大丈夫

　朝の時点で要点をつかむことができれば、あとは勤務中にその都度知りたい情報を調べる形で問題ありません。患者さんの全体像を把握するため、学生時代はていねいに情報収集をしていましたが、就職後は業務スピードも大切。やり方が不安なときは、情報収集した内容を先輩に確認してもらうことをおすすめします！

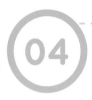

04 申し送りのコツ

 もうすぐ勤務交代の時間ですね。申し送りの準備はどうですか？

全然自信がないです……。伝えたいことがたくさんありすぎて、まとまりません。何を伝えたらいいんですか？

 最初は伝える情報を選ぶことが難しいですよね。申し送りに必要な項目を一緒に確認していきましょう！

パニックにならない！　申し送りのコツ

　申し送りとは、業務を引き継ぐ際に、担当の患者さんの情報などを次に担当する看護師に伝えることを指します。患者さんの情報をすべて伝えようとすると時間がかかりますし、重要な部分を把握しづらくなってしまいます。そのため申し送りは、**引き継ぐ相手に特に共有したい重要事項を中心にまとめる**必要があります。申し送りの内容は病棟によって大きく異なるので、自分が所属している病棟の申し送りはどのような内容かを、先輩の申し送りを聞いて確認しましょう。

口頭で申し送りをする理由

　患者さんの情報は、カルテに記載されてはいますが、会話を通して申し送りすることで、より具体的に、患者さんについての重要な情報を共有できます。

　情報がたくさんあるため、最初は何を申し送りすればいいのか悩むことがあると思いますが、次ページの項目を中心にまとめ、繰り返し実践していくことで、申し送りに必要な情報は何か、だんだんと取捨選択できるようになっていきますよ。

申し送りに必要な情報

■基本的な情報
名前・疾患名・これまでの
経過

■患者さんの状態
ADL・意識レベル・転倒リ
スク・本日の検査結果など

■医師の指示
薬や酸素投与量の変更など

■特に意識して観察が必要な
項目

■カルテに記載されていない
情報

■連絡事項
ご家族が来たら医師へ連絡
するなど

人によってほしい情報は異なります。先輩からの質問にすぐに答えられなかっ
たら、申し送り後に調べて伝えましょう！

申し送りを受けるときに確認したいこと

　一方、申し送りを受ける場合には、カルテから情報収集しているときに、疑問に思っ
たことをまとめておきましょう。患者さんの状態は日々変化しているので、カルテに
記載されている記録だけでは見えない部分があります。

　また、**医師の指示が変更になっている場合**、患者さんに何か変化があったと考えら
れるので、必ず理由を確認することが大切です。

　あやふやなまま患者さんに接してしまうことがないように、申し送りの時間で疑問
を解消しましょう！

★ Shiki's Point
ほかの人の申し送りを参考にしよう

日勤で出勤したときは、夜勤の看護師、もしくはリーダーの看護師から申し送りを
受けます。そのときに、どんな情報を申し送りしているかをメモしておきましょう。
その情報こそが申し送りで重要なところです。ほかの人を参考にして申し送りをす
ることが、早く上達するコツです！

05 先輩との コミュニケーション

ほかには何か悩んでいることはありますか？

この前、報告が遅いと言われてしまいました。先輩も忙しそうで、タイミングがわかりません……。

報告って実はすごく大切なんです。タイミングやコツについて教えますね。

忙しいときほど、こまめに報告

　仕事中の先輩とのコミュニケーションで一番大事なことは「報告」です。患者さんへの対応で判断に迷ったり、緊急で対応しないといけない事態が発生したりすることはよくあります。看護師の仕事は多岐にわたるので、1 人で全部解決するのはなかなか難しいもの。1 人で抱え込んでしまう前に、こまめに先輩に報告しましょう。報告することで、現状にどう対処していくかを相談することができます。

　報告するときは「5 W 1 H」を意識すると、伝えやすくなります。① Who（誰が）、② When（いつ）、③ Where（どこで）、④ What（何を）、⑤ Why（なぜ）、⑥ How（どのように）を意識して要点をまとめてみましょう。I-SBAR-C という報告の方法もあります（32 ページ）。

　そして、報告のあとに、自分の考えを伝えることが大切です。そうすることで、どう対処すべきか先輩へ相談することができます。

　ほかに、途中経過の報告も大切です。仕事は業務時間内に終えられるようにタイムマネジメントしますが、思い通りに業務が進まないことはよくあります。

　「気づいたら勤務終了時間が間近になっていた！」ということにならないように、忙

5W1H による先輩への報告のポイント

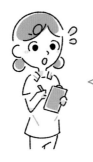

佐藤さんが	Who（誰が）
15 時ごろ	When（いつ）
ベッドサイドで	Where（どこで）
立ち上がるときに転倒し	Why（なぜ）
頭部を	What（何を）
強く打ちました	How（どのように）

しいときほど密に先輩と進捗を共有し、何を優先すべきか相談しながら業務を進めていきましょう。

人によって言っていることが違うときは？

「先輩によって言っていることが違う」ということはよくあります。教えてもらったことを実践しているときに、別の先輩に「それは違う」と指摘されると混乱してしまいますよね。

そういうときは自分1人で判断するのが難しいので、信頼できる先輩に相談してみましょう。先輩看護師はたくさんの経験をしているので、それぞれに視点が異なります。**答えは1つではない**と思うと考えやすいかもしれません。

また、先輩のいいところは、まねしていくことをおすすめします！　患者さんへの声のかけ方、患者さんの状態を把握する視点など「これはすごい！」と思ったらどんどんまねて自分のものにしてしまいましょう。そうすることでできることも増え、自信につながっていきます！

★ Shiki's Point
最初はできなくて当たり前

新人看護師さんは「こんなことを先輩に伝えたら『できない人』だと思われるかな」と不安な気持ちになりがちだと思います。でも大丈夫。誰だって、最初はわからないことだらけです。今日できなかったことは、明日できるようになれば OK です！ゆっくりでいいので、一歩一歩前へ進んで行きましょうね。

06 患者さんとの コミュニケーション

あれっ、表情が暗いですね。どうしたんですか？

患者さんの役に立とうと頑張ったのに、もしかしたら患者さんに不快な思いをさせてしまったかもしれません……。

いろんな患者さんがいるので、コミュニケーションが難しいこともありますよね。では、患者さんとのコミュニケーションにおいて意識しておくと役立つことをお伝えしますね！

患者さんとの関わりは「自信を持って」「伝わる言葉で」

　入院は、患者さんの人生において大きな出来事です。**入院生活での不安を軽減できる**ように、日頃からコミュニケーションについて考えて行動する必要があります。

　話すときは明るく笑顔でいると、患者さんは安心して会話をすることができます。そして**言葉遣いでは、敬語を使用する**ことが大切です。「敬語を使わないほうが距離を縮めることができる」という考え方もありますが、敬語には相手を敬う気持ちが込められています。ていねいな言葉遣いから信頼関係を築くことができるのです。

　説明をするときは、**わかりやすい言葉**で話しましょう。慣れた専門用語をつい使ってしまいがちですが、患者さんには伝わらなくなってしまいます。

　また、自信を持って接することも大切です。「1年目だから自信がない」という態度で接してしまうと、患者さんに頼りない印象を与え、「この看護師さんにまかせて大丈夫かな？」と不安にさせてしまいます。そういうときは声も小さくなりがちなので、**語尾までしっかり伝える**よう意識してみてください。

　もしわからないことを質問されたら、「確認してきますね」といったん席を外しても大丈夫です。先輩に確認してから正しい情報を伝えましょう。

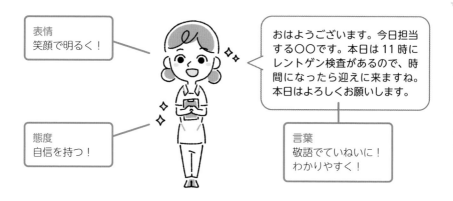

表情
笑顔で明るく！

態度
自信を持つ！

言葉
敬語でていねいに！
わかりやすく！

おはようございます。今日担当する○○です。本日は 11 時にレントゲン検査があるので、時間になったら迎えに来ますね。本日はよろしくお願いします。

 ### 連絡事項は「具体的に」「正確に」

　患者さんにとって病院は慣れない環境であるため、**普段の生活ではストレスに感じないことでも、入院生活ではストレスになる**可能性があります。お互いに認識のずれが生じてしまうと、そこから不満につながる場合があるので、特に連絡事項などはできるだけ正確に伝えましょう。

　たとえば、看護師は「ちょっと待っててくださいね」と言ってしまいがちですが、「ちょっと」がどのくらいかという感覚は人それぞれです。看護師にとっては「ちょっと」のつもりでも、長く待たされていると感じる場合もあるので、できるだけ具体的に伝え、もし予定より遅れてしまう場合は、その旨を患者さんに知らせに行きましょう。

 ⭐ Shiki's Point
患者さんの個別性を大切に

同じ疾患でも、疾患に対する受け止め方や出現する症状などは人によって異なります。そのため、患者さん 1 人ひとりにあった看護をするという意識が大切ですね。看護実習のときもよく指摘されたのではないでしょうか。私も、どういう関わり方をすれば患者さんの心に届く看護ができるか、常に考えながら働いています。

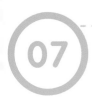

07 医師への報告のコツ

四季さん、先生（医師）になかなかうまく報告できません。

先生は忙しいことも多いですから、必要な情報を簡潔に伝える必要があります。

なるほど、伝え方のコツを知りたいです！　教えてください！

もう緊張しない！　医師に対する報告のコツ

　医師へ報告するときにも、必要な情報を適切に伝える必要があります。

　大切なことは、**適切に、かつ簡潔に情報を伝える**こと。**I-SBAR-C** といったコミュニケーションツールなどを使用し、報告内容をまとめてから医師へ連絡しましょう。

I-SBAR-C を使用した報告の仕方

　最初に**自分の所属名（病棟など）・名前と患者さんの名前（I）**を伝えます。続いて、患者さんの**状態（S）**を報告します。緊急性が高い症状など、もっとも気になることを伝えるのです。患者さんの**背景・経過（B）**については、報告する相手が主治医の場合は状況を把握していることが多いので、簡略化して報告する場合もあります。一方、患者さんの背景をくわしく知らない当直医などに対しては、患者さんの背景・経過で伝えるべき情報を具体的に伝えます。

　そして、以上を踏まえた**評価（A）**を伝え、**依頼・要請（R）**を確認します。「指示をお願いします」など、医師に具体的に何を依頼・要請したいのかわかりやすく伝えましょう。

I-SBAR-C を利用した報告の仕方

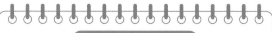

I-SBAR-C

I	identify	報告者と患者名
S	situation	患者さんの状態
B	background	背景・経過
A	assessment	評価
R	recommendation	依頼・要請
C	confirm	口頭指示を復唱

最後に、指示内容について間違いがないように**復唱（C）**して確認します。

精度の高い情報を伝えることにより、医師も適切な指示を出しやすくなりますし、緊急度が高い場合は、すぐに駆けつけてくれます。

 治療に対する疑問は医師に確認してみよう

医師のカルテを確認していると、「なぜ先生はこの指示を出したんだろう？」と疑問を持つことがあります。そのように**疑問に思ったことは、納得するまでしっかりと調べる**ことが大切です。

しかし、ときには調べてもわからないことや、医師の指示にすぐに対応しなければいけないことがあります。そういうときは医師に直接聞いてみましょう！　患者さんの治療に対する知識が深まると、看護の質も高まります。

 ★Shiki's Point
繰り返してコツをつかもう

医師へ報告する際、医師からの質問に対してうまく答えられずに落ち込むことがあると思います。そういうときは聞かれたことをメモして、次回は対応できるようにしましょう。先生が確認する内容は、大事な情報です。そうやって改善を繰り返していくうちに、次第に報告のコツをつかめるようになってきますよ。

夜勤の前はどう過ごしたらいい？

　初めての夜勤が始まる時期になると、夜勤前の過ごし方についてたくさん質問をいただきます。朝は普通に起きるのがいいのか、出勤時間ギリギリまで寝ているのがいいのか、迷っちゃいますよね。

　私の今のルーティンは、**午前中にゆっくり起きて、洗濯など家のことをして、時間になったら出勤**しています。日勤のときは朝から出勤し、帰宅後は疲れて家のことが何もできなくなってしまうので、夜勤前の元気なときに掃除・洗濯などを一気に片づけるのです。そうすると何だか気分がスッキリします。早く終わったときには気になっていた動画などを見て、まったり過ごしていますね。

　私の友だちには、夜勤前は体力温存のために寝だめをするというタイプの人もいれば、朝はいつも通り起きてお昼寝をするというタイプ、前日は夜遅くまで起きて出勤時間ギリギリまでぐっすり眠るというタイプの人もいます。**自分はどのパターンが過ごしやすいかをいろいろと試してみると、自分にあったスタイルが見つかる**のではないでしょうか。

　私の場合、出勤前に余裕があるときは、お気に入りのお店でランチをしたり、買い物などで街をぶらついたりすることもあります。休日は混雑する場所でも、平日ならゆったりと過ごすことができますから、こういうときに「看護師がシフト制なのはいいかも」と思いますね。

　夜勤は体力を使うので、夜勤前は自分のペースでリラックスして過ごすことをおすすめします！

第2章

バイタルサインを知ろう

第2章では、バイタルサインの必須知識と注意すべき測定方法についてご紹介します。バイタルサインは患者さんの状態を把握するための大切な情報です。患者さんが入院しているときには必ず測定するので、測定したときの値の意味を理解できるように勉強しましょう！

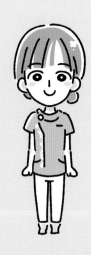

01 バイタルサインの基礎知識

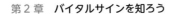

今日の検温はどうでしたか？

特に変わったことはなく、患者さんも大丈夫だと言っていました。なので問題ないと思います。

問題がないと判断するには、全身状態を適切に評価する必要がありますよ。では、そのための基本となるバイタルサインについて、まずはチェックしていきましょう！

バイタルサインは生命活動の大事な指標

　バイタルサインは「生命兆候」とも呼ばれ、**体温・脈拍・血圧・呼吸・意識レベル**を指します。これらの測定値は、患者さんの生命活動が正しく行われているかを把握するための重要な指標となっています。なぜなら、これらの指標には患者さんの状態の変化がいち早く反映されるため、**異常の早期発見につながる**からです。

バイタルサインで患者さんの状態変化がわかる！

　測定の目的は大きく 2 つあります。1 つ目は、**患者さんの状態をリアルタイムで把握する**ことです。急変時など、患者さんが危機的状態になった場合は、迅速に適切な対応をしなければならないため、循環状態や呼吸機能の変化を常に把握する必要があります。

　2 つ目は、**患者さんの日々の状態を把握する**ことです。継続的に測定することで、患者さんの通常の値を把握することができます。それによって通常の値から大きな変化があった場合などに、異常を早期に発見することができます。

　基準値を右ページにまとめましたので、まずは正常な値を確認しましょう！

バイタルサインの基準値（成人）

項目	基準値
体温	36 ～ 37℃
脈拍	60 ～ 100 回/分
血圧	130mmHg 未満（収縮期） 85mmHg 未満（拡張期）
呼吸	12 ～ 20 回/分
意識レベル	クリア

目的をもってバイタルサインを測定し、患者さんの体の状態を理解しましょう！

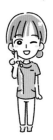

 ### 基準値がすべてではない

バイタルサインの値のみで「異常」か「正常」かを判断するのはまだ早いです。患者さんの全身状態をアセスメント（評価）するには、バイタルサインの測定値に加えて、患者さんの訴えや、現病歴、既往歴など、ほかの情報もあわせて総合的に判断する必要があるからです。

また、バイタルサインは、治療や薬などの影響も受けます。どのような治療を行っているのか、薬はどんな作用・副作用があるのか、情報収集（24 ページ）で調べておきましょう。そして患者さんの普段のバイタルサインをカルテで確認し、自分が測定した値と変化がないかを比較していきましょう。カルテでバイタルサインを見るときは、数字だけでなく折れ線グラフなど表で見ると、変化を追いやすいですよ！

 ★ Shiki's Point
測定のタイミングを意識しよう

入院中はバイタル測定が毎日あるため、決まったタイミングで行うことが大切です。日内変動がありますし、薬剤を投与した時間によっても値は変わります。また、リハビリのあとは血圧が上がりやすく、脈拍も早くなりがちです。時間がバラバラになると日々の変化が追いづらくなるので、測定時間を意識してみてくださいね。

02 体温

 体温を測るときに意識していることはありますか？

とりあえず体温計を脇にはさんで、音が鳴ったあとに表示された値を記録しているんですが、特に意識していることはないです……。

 体温計は簡単に測定できるのですが、使用する際にはいくつか注意点があります。一緒に確認していきましょうね。

体温測定は体軸に対して 45°がキホン

　体温計を挿入する角度は、**体軸に対して 45°程度**です。右ページの図で正しい位置を確認してくださいね。

　腋窩中央部には腋窩動脈があるため、動脈血の温度が反映されやすくなります。そのため、**腋窩中央部を目指して挿入**します。

　測定中は、脇をしっかりと閉じてもらいましょう。腋窩の温度は、外気にさらされると低くなってしまうためです。

　患者さん自身で体温計を保持できない場合は、脇を閉じられるように援助してくださいね。

腋窩以外でも測定できる

　体温は腋窩で測定することが多いですが、ほかには鼓膜、口腔、直腸で測定することも可能です。測定値は**「腋窩温＜口腔温＜直腸温」**となります。鼓膜温は耳に挿入するときの深さなどにより、バラつきが生じやすいです。

　目的に応じて測定部位を選定しましょう。

体温の測り方

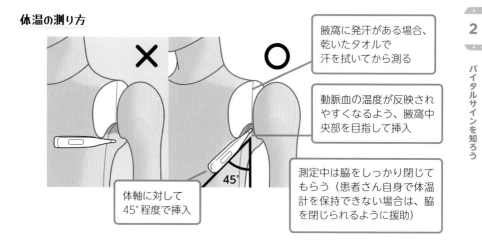

腋窩に発汗がある場合、乾いたタオルで汗を拭いてから測る

動脈血の温度が反映されやすくなるよう、腋窩中央部を目指して挿入

測定中は脇をしっかり閉じてもらう（患者さん自身で体温計を保持できない場合は、脇を閉じられるように援助）

体軸に対して45°程度で挿入

45°

 ### 発熱したとき・低体温になったとき

　発熱した場合、原因によって対応が異なるため、まずはほかのバイタルサインを測定し、**「原因の把握」**や**「重症度の判断」**ができるように観察しましょう。

　もっとも多い原因は、感染症です。感染症は早期に治療を開始しなければ、生命に関わる危険性もあるため、感染の兆候がある場合はすぐに医師へ報告しましょう。

　一方で、手術直後は患者さんが低体温（35℃以下）になることが多いです。手術の際は全身麻酔の影響により体温の調節機能が低下するため、体温が低下しやすくなっています。術後の低体温にはシバリング（下記参照）の発生や出血の増加、感染症のリスクなどがあるため、すぐに加温などのケアを実施できるようにしましょう。

 ✦ Shiki's Point
「シバリング」とは？

簡単に説明すると「震え」のことです。骨格筋を収縮させることで震えを起こし、熱の産生を促す生理的な反応です。シバリングが発生すると酸素消費量が増え、交感神経は緊張し、筋肉は収縮します。全身の震えは不快な症状なので、苦痛を最小限にできるよう、加温などのケアが重要となります。

03 脈拍

患者さんの脈拍はどうでしたか？　リズムや左右差など気になるところはありましたか？

脈拍数は測定したのですが、それ以外は確認できていませんでした……。

脈拍数ももちろん大事ですが、リズムや左右差などを確認することも大事です。では、脈拍について一緒に確認していきましょう！

脈拍の測定はココに気をつける

　測定前、自分の手が冷たい場合は、患者さんに緊張感を与えないように温めておきましょう。測定するときは、人さし指、中指、薬指の指の腹を**橈骨動脈**に軽く当てます。右ページの図で確認してくださいね。

　橈骨動脈は体表近くを走行する動脈の中で、容易に測定できるため、第一選択となります。ほかには、総頸動脈、上腕動脈、大腿動脈、足背動脈でも触知可能です。

　測定中に強く圧迫すると、血流に影響が出てしまうので注意が必要です。脈拍の触れ方が弱い場合は、血管の狭窄や閉塞の可能性があるため、**左右に差があるか**確認しましょう。また、**脈拍のリズム**も確認し、不整の場合は、心臓の聴診も同時に行います。聴診でもリズムの不整があった場合は、心臓の精査を行う必要があるため、医師に報告しましょう。

頻脈・徐脈はどんなときに起こる？

頻脈（100回/分以上の心拍数）の場合

　頻脈は発熱や貧血、心不全、頻脈性不整脈などで出現しやすいです。また、運動や

脈拍の測り方

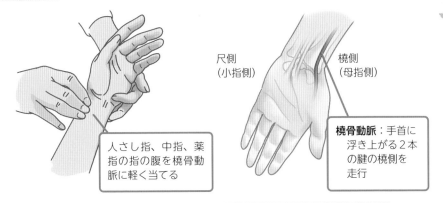

尺側
(小指側)

橈側
(母指側)

人さし指、中指、薬指の指の腹を橈骨動脈に軽く当てる

橈骨動脈：手首に浮き上がる2本の腱の橈側を走行

・自分の手が冷たい場合は、患者さんに緊張感を与えないように温めておく
・脈拍の触れ方が弱い場合は、左右に差があるか確認する
・脈拍のリズムを確認し、不整の場合は心臓の聴診も同時に行う

入浴、ストレスなどでも脈拍は上昇します。代表的な症状は動悸や息苦しさなどです。

徐脈（60回/分未満の心拍数）の場合

　徐脈は、迷走神経反射や徐脈性不整脈などで起こり、副交感神経が優位になる睡眠時や薬剤が影響する場合もあります。代表的な症状は、めまいや息切れなどです。

＊　＊　＊

　脈拍が著しく高い、もしくは低い場合は心臓がうまく機能せず（104ページ）、心臓が正常な役割を果たせていない可能性があります。その場合は全身に十分に血液を送り出せなくなってしまうので、医師に報告し、迅速に対応する必要があります。

★Shiki's Point
年齢による脈拍数の変化

　成人の脈拍数は60〜100回/分が基準値となりますが、脈拍数は新生児が一番多く、120〜140回/分となります。心臓の機能が未熟であるうえ酸素の消費量も多いので、心拍数を増やすことで全身に酸素を送り出す必要があるのです。脈拍数は年齢が高くなるにつれ少なくなる傾向にあり、高齢者は約50〜70回/分となります。

看護師あるある‼　学生時代、患者さんの脈拍の測定中に自分の脈拍とごっちゃになってしまった経験がある人は多いかも⁉

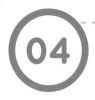

04 血圧

 これから血圧測定をする患者さんにはシャントがあるので、測定する腕に気をつけてくださいね。

シャント部分では絶対に血圧測定をしてはいけないんですよね！　ほかにも測定に注意する部位はありますよね。

 そうですね。間違わないように一緒に確認しましょう！

まずは上腕動脈での測定を考えよう

　第一選択は**上腕動脈**となります。マンシェットの装着部位は心臓の高さになるようにします。マンシェットは**肘関節より 2 〜 3cm 上**の位置にあわせ、右ページの図のように**ゴム嚢の中心が上腕動脈の真上**にくるように巻きましょう。

　両上肢が使えない場合は、後脛骨動脈や足背動脈、もしくは大腿用マンシェットを使用して膝窩動脈で測定します。

測定部位には禁忌がある

　「シャントがある上肢」で血圧を測定するとシャント血管に負担がかかり、シャントの狭窄・閉塞の危険性があるので禁忌です。そのため、必ず反対の腕で計測します。

　また、**「点滴を投与している上肢」**も注意が必要です。測定時に血管が圧迫されることにより、血液が逆流し、薬剤の投与が遮断されてしまいます。薬剤によっては一時的に投与が遮断されても問題がない場合はありますが、継続的な投与が必要な点滴も多くあります。そのため、どうしても点滴を投与している側で血圧を測定しなくてはならない場合は、**必ず薬剤を確認しましょう**。

血圧の測り方

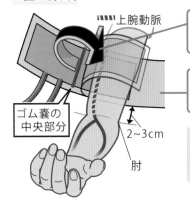

上腕動脈

ゴム嚢の中心が上腕動脈の真上に
くるように巻く

マンシェットを巻く位置は、肘関節
より 2 〜 3cm 上にあわせる

ゴム嚢の
中央部分

2~3cm

肘

マンシェットと腕の間に指が 2 本分入る強さで巻く。
巻き方がゆるいと、大きな圧力が必要になり、実際の
値よりも高くなる。逆にきついと低くなる

 ## 急激な高血圧・ショックによる低血圧は命の危険あり！

　慢性的に高血圧の場合は、動脈硬化の危険性が高まります。動脈硬化は心筋梗塞や狭心症、脳出血や腎不全といった全身の臓器に障害をもたらすリスクがあるため、治療する必要があります。また、急激に血圧が上がった場合は脳障害や心血管障害が生じる可能性が高く、生命に関わるため、すぐに医師へ報告しましょう。

　一方、低血圧は出血、脱水などさまざまな原因が考えられます。これらが悪化してショック（174 ページ）に発展すると、全身の臓器への血液還流量が低下し、細胞障害や臓器障害をきたしてしまうため、緊急に対応が必要となります。

⭐Shiki's Point
腋窩リンパ節郭清をした側の腕での血圧測定

　乳がん手術で腋窩リンパ節郭清をした側の腕での血圧測定は、禁忌とされてきました。測定時にリンパ液の流れが滞り、リンパ浮腫を引き起こすリスクがあると考えられたためです。しかし、近年はガイドライン上で血液測定とリンパ浮腫の発生に深い関連はないと報告されています。そのため、行うときは先輩に確認してくださいね。

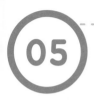

05 呼吸

患者さんの呼吸状態はどうでしたか？

呼吸数は基準値の範囲だったので、問題ないかと思います。

呼吸状態は、呼吸数以外にも観察する項目がありますよ。一緒に確認していきましょうね。

呼吸数の測定は患者さんに気づかれないように！

　呼吸の測定をする際は、**呼吸数、呼吸の深さ、呼吸のリズム**を観察します。呼吸数をカウントされていることを患者さんが意識してしまうと、正常な呼吸ではなくなってしまうことが多いため、脈拍を測定するふりをするなど工夫して測定しましょう。

　また、**全身を観察することで、呼吸の異常を示唆する兆候を確認する**ことができます。チアノーゼやばち指、呼吸困難感の有無や胸郭の動き、呼吸時の身体動作もしっかりとチェックしていきましょう。

聴診はどこで行うの？

　呼吸音の聴取では、空気が気道を通り、肺胞に届くまでの過程の情報を得ることができます。聴診器を使用し、**前胸部と背部をそれぞれ上から下、左右交互に聴診**します。右ページの図のように、肺野全体を聴診しましょう。

　1か所につき、**吸気・呼気両方を確認**できるように、患者さんには口で深呼吸を繰り返してもらいます。そして**音の大きさ、音の高さ、吸気・呼気の割合、音の性質、左右差の有無、異常な呼吸音の有無など**を確認します。

呼吸音の測定部位

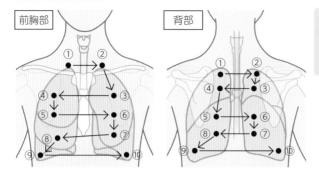

前胸部　背部

・肺野全体を聴診する
・呼吸音は1か所につき吸気・呼気の両方を確認する

副雑音

	細かい断続性副雑音	粗い断続性副雑音	低調性連続性副雑音	高調性連続性副雑音
	捻髪音 (fine crackle)	水泡音 (coarse crackle)	いびき音 (rhonchi)	笛音 (wheeze)
音の特徴	パチパチ チリチリ	ゴロゴロ ブクブク	ゴーゴー グーグー	ピーピー ヒューヒュー
おもな疾患	間質性肺炎 過敏性肺炎 肺線維症　など	気管支拡張症 びまん性汎細気管支炎 肺水腫　など	気管支喘息 COPD 気道狭窄　など	

 ## 代表的な異常な呼吸音を知ろう

　正常な呼吸音では聴こえない、異常な呼吸音を副雑音といいます。その中でもよく聴く断続性副雑音と連続性副雑音を上の表にまとめました！

★Shiki's Point
経皮的動脈血酸素飽和度（SpO₂）の測定

酸素飽和度とは、赤血球中のヘモグロビンが酸素と結びついている割合を表しています。簡単にいうと、呼吸により身体に酸素が十分に取り込めているかが確認できます。経皮的動脈血酸素飽和度（SpO₂）はパルスオキシメーターで簡易に計測できるため、呼吸状態を観察する指標として計測します。基準値は96％以上です。

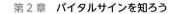

06 あわせて確認したい 「意識レベル」

患者さんの様子に変化はありましたか？

いつもより、うとうとしているような気がします。異常かどうかはわかりませんでした……。

意識障害を起こしている場合は迅速に評価する必要があるので、評価方法を教えますね。

意識レベルの評価に使う2つのスケール

　患者さんの意識障害を早期に発見するためには、評価スケールを活用します。代表的なものは **JCS（Japan Coma Scale：ジャパン・コーマ・スケール）** と **GCS（Glasgow Coma Scale：グラスゴー・コーマ・スケール）** の2つです。どちらを使用するかは病棟ごとに決まっています。同じ評価スケールを使用することで、経時的な観察や、医師など看護師以外のスタッフとの相違ない情報共有ができます。

JCS を用いた評価方法

　JCS は日本で開発された意識レベルの評価スケールで、現在、多くの病院で使用されています。これは **「刺激しなくても開眼する状態（Ⅰ：1桁で表現）」「刺激すると開眼する状態（Ⅱ：2桁で表現）」「刺激にまったく覚醒しない（Ⅲ：3桁で表現）」** の3段階に分けられています。まず初めにこの3段階を評価します。

　それぞれの段階にさらに3段階の分類があるので、続いてその中から患者さんにどのような反応が見られるかを評価します。意識清明の場合は「0」です。点数が高いほど、意識レベルは低くなり、重症度は高くなります。

JCS と GCS

JCS

Ⅰ.	刺激しなくても開眼する状態 （1桁の点数で表現）
1	意識清明とはいえない
2	見当識障害がある
3	自分の名前、生年月日が言えない

Ⅱ.	刺激すると開眼する状態 （2桁の点数で表現）
10	普通の呼びかけで容易に開眼する
20	大きな声または体を揺さぶることにより開眼する
30	痛み刺激を加えつつ呼びかけを繰り返すと かろうじて開眼する

Ⅲ.	刺激にまったく覚醒しない状態 （3桁の点数で表現）
100	痛み刺激に対し、払いのけるような動作をする
200	痛み刺激で少し手足を動かしたり顔をしかめる
300	痛み刺激にまったく反応しない

GCS

E	開眼機能（eye opening）
4	自発的に開眼
3	呼びかけにより開眼
2	痛み刺激により開眼
1	開眼しない

V	言語機能（verbal response）
5	見当識あり
4	混乱した会話
3	不適当な発語
2	理解不明の声
1	発語しない

M	運動機能（motor response）
6	命令に従って四肢を動かす
5	痛み刺激の部位を払いのける
4	痛み刺激に対して四肢の屈曲反応あり
3	痛み刺激に対して異常な四肢の屈曲あり
2	痛み刺激に対して異常な四肢の伸展あり
1	まったく動かない

GCS を用いた評価方法

　GCS は「開眼機能（E）」「言語機能（V）」「運動機能（M）」の3項目に分けて評価します。合計点は15点満点です。合計点が低いほど重症度・緊急度は高くなります。脳血管疾患の発作や頭部外傷など、意識レベルが急激に変化する急性期における意識レベルを評価するのに有用で、世界的に使用されています。

★Shiki's Point
意識の異常に気づくためには

　活気がない、声がけに反応しないなど軽微な変化に気づくことは、意識状態を把握するためにはとても大切です。そのため、日頃から患者さんの通常の状態を把握しておくことが、患者さんの変化にすぐに気づくための鍵となります。

\\\ column ///

教えて！ 四季さん

夜勤の必需品が知りたい！

　初めての夜勤には、「何を持って行けばいいんだろう？」と思いますよね。ということで、夜勤の必須アイテムをご紹介します！

★ 夜ごはん ＆ 朝ごはん ＆ お菓子

　これが一番大事！　夜勤では日勤よりも動く量が多いせいか、ものすごくお腹がすきます（笑）。なので私は、晩ごはん、朝ごはんにプラスして、チョコレートやゼリー飲料といった気軽に食べられるお菓子類を必ず持って行っています。巡回など動いていることが多いので、夜中にお菓子を食べても太らないはず……!?

★ モバイルバッテリー ＆ 充電コード

　休憩中につい見てしまうのがスマホ。充電する場所がないこともあるので、毎回モバイルバッテリーを持って行きます。私の場合、基本的に休憩時間が十分に取れるときには、目をつぶって身体を休ませるようにしていますが、忙しくて十分に休憩が取れないときは、眠ってしまうと起きられなくなりそうなので、スマホで本を読んだりしていますよ。

★ リップクリーム ＆ ハンドクリーム

　特に冬場の病棟は乾燥しがちなので、保湿が大事ですね。特に手は、頻繁に消毒することもあって、かさつきがちです。ただ、患者さんによってはハンドクリームの香りが苦手な方もいるため、無香料で保湿力が高いものを使っています。

★ 折り畳み傘

　出勤したときは晴れていたのに、夜勤が終わって外へ出ると雨が降っていた、ということはよくあります。仕事終わりで疲れているのに、傘がないと悲しくなるので……、私は折り畳み傘をバッグに入れるようにしています。ロッカーに傘を置いている人も多いですね。

第3章

日常生活援助を知ろう

第3章では、入院生活における援助や介助についてご紹介します。患者さんが入院生活を送る際、状態に応じて活動や食事、清潔を保つといった支援が必要になります。これらは安全・安楽を保って行わなければならないので、どのような動作が適切か、一緒に確認していきましょう！

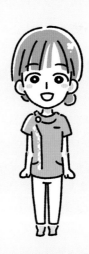

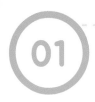

01 日常生活援助の基本

患者さんのところに一緒に行きましょうか。何か不安なことはありますか？

患者さんの介助が問題なくできているか、見てほしいです！

では最初に、身体の使い方から一緒に確認していきましょうね。

ニーズに応じた日常生活援助を行おう

　患者さんは入院中、ADL（日常生活動作）の低下や治療の影響などにより、活動が制限されてしまう場合があります。そのため、移動時の介助や食事、清拭など、**患者さんのニーズに応じて適切に日常生活を援助**する必要があります。

今日からできる、介助の肉体的負担の減らし方

　患者さんの身体を支えながらベッドから車椅子への移乗をする場合など、介助する際に看護師への肉体的負担がかかりやすい場面があります。患者さんの安全・安楽を保ち、かつ介助者の負担を軽減するためには、**「ボディメカニクス」**を理解することが大切です。ボディメカニクスの知識を利用すると、安定した効率的な動作を行うことができます。その中でもすぐに実践できるポイントをご紹介しますね！

　まずは安定性を保つために、**重心を低くし、支持基底面を広くすること**が大切です。右ページの図を見るとイメージしやすいですよ。患者さんに**自分の身体をなるべく近づけて、大きな筋肉を使って**身体を動かしましょう（図①）。

ボディメカニクスを利用した介助方法

①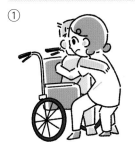

②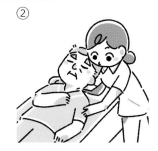

③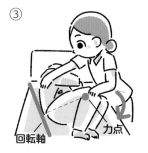

回転軸　力点

- ・重心を低くする
- ・足を広げて支持基底面を広く取る
- ・患者さんになるべく身体を近づける

肘を支点にして、身体を力点、手を作用点とした「てこの原理」を利用する

患者さんの膝を立てて回転軸までの距離をつくり、膝を引く力を加えて、身体が回転しやすくする

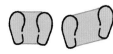

左の図の色がついている部分が支持基底面です。支持基底面が広いほど安定します。

　また、肘を支点にして、**「てこの原理」を利用**すると、腕の力のみで持ち上げるより、楽に力を使うことができます（図②）。

　ほかには、**力を加える場所が回転軸から離れるほど、大きい回転力**を得ることができるという「力のモーメント」の考え方も活用することができます。たとえば、仰臥位から側臥位へ体位変換する場合は、患者さんの膝を立てて回転させる（図③）と、より小さな力で回転させることができます。

★Shiki's Point
1人で対応が難しいときは助けを呼ぼう！

ボディメカニクスを意識しても、1人で患者さんを介助するのが難しいことは、現場ではよくあります。無理して1人で対応しようとして腰などを痛めてしまっては大変です。そういうときは遠慮せずにほかのスタッフに声をかけて、手伝ってもらってくださいね！

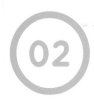

02 体位変換

 体位変換をするときは何を意識していますか？

さっき学んだボディメカニクスを活かして、褥瘡（じょくそう）ができないように患者さんの位置を整えています。

 ばっちりですね！　体位変換は、自力で動けない患者さんにとってとても大切なので、改めて大事なところを一緒に確認していきましょう！

なぜ体位変換が必要なの？

　体位変換は、自力で動くことが難しい患者さんや、治療などで動いてはいけない患者さんを対象に行います。長期間同じ姿勢でいることで起こる褥瘡や関節拘縮といった**廃用症候群のリスクを予防**することや、**日常生活動作を援助**することが目的です。

上方移動・水平移動のコツは「身体をコンパクト」に！

　50〜51 ページで解説した**ボディメカニクスを活用**して、患者さんの身体を移動させていきます。患者さんがベッド上で移動する際は、患者さんに両腕を胸の前でまとめて両膝を立ててもらい、**患者さんの身体がコンパクトにまとまるように**しましょう。そうすることで身体を近づけることができるので、患者さんをより小さな力で移動させられます。

　移動後は**シーツのしわや寝衣（しんい）のよじれがないか**確認しましょう。患者さんの身体の局所が圧迫されてしまうと、循環障害が起こり、それによって褥瘡などのリスクが生じてしまいます。

褥瘡を予防するクッション・枕の置き方

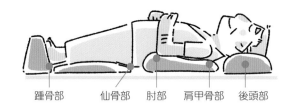

踵骨部　　仙骨部　　肘部　　肩甲骨部　　後頭部

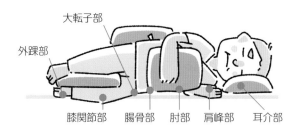

大転子部

外踝部

膝関節部　　腸骨部　　肘部　　肩峰部　　耳介部

 ## 適切なポジショニングが褥瘡を防ぐ

　体位変換が終わったあとは、患者さんの身体の位置を安全・安楽に保持することが大切です。特に注意したいのは、**褥瘡**（176ページ）のリスクです。褥瘡が発生しやすい部位を上の図に示しましたので、この部位に体圧が集中しないように、クッションや枕などを使用して体位を整えましょう。

　また、体圧を分散させるためのベッドやマットレスもあるので、患者さんの状態を評価し、使用するかどうか検討してみてくださいね。

 ★Shiki's Point
患者さんへの声がけも大切

体位変換の一連の動作を行う際は、次にどのような動きをするのか、必ず患者さんに声がけをしましょう。声がけがないと、患者さんは勝手に身体を動かされているように感じ、緊張や不安を抱きやすくなってしまいます。次の動作を伝えることで不安を軽減できるので、動作協力が得られるような声がけを意識してくださいね。

03 歩行介助

今担当している患者さんは歩行のときに見守りが必要ですよね。何に注意して見守るかわかりますか？

患者さんの歩行を妨げないように見守りをするのと……、あとはそこまでふらつきもないので、大丈夫かなと思ってしまいました。

歩行の見守りが必要ということは、患者さんの安全の確保を常に意識しないといけません。では一緒に、歩行の介助について確認していきましょうね。

安全な歩行のために看護師が気をつけることは？

　看護師の位置は患者さんの**やや後方**で、患者さんが転倒したときに支えることができる場所で付き添います。手すりがある場合は、患者さんが手すりを握る場合もあるので、看護師は**手すりと反対側**に立つようにしましょう。歩行が不安定な場合は、患者さんの**腰背部を支える**と、安定を図ることができます。患者さんには、転倒防止のため、かかとがあり、すべりにくく、動きやすい靴を準備してもらうよう伝えましょう。

　また、病衣がズボンの場合、裾が長すぎると引っかかってしまい、危険です。裾の長さが適切であるかも確認しましょう。

　歩くスピードは、患者さんの歩調にあわせることが大切です。看護師の発言や歩くペースによって患者さんを焦らせてしまうと、歩行のバランスを崩してしまう恐れがあります。点滴を投与している場合は、歩行時輸液スタンドを使用します。ルートが絡んだり、針が抜けたりしないように注意しましょう。

　使用中の薬によってはめまいやふらつきなどが起こりやすく、転倒のリスクが高くなるものがあります。**転倒リスクについて適切に評価**し、患者さんにあった介助をしましょう（182 ページ）。

杖や歩行器を使ったときの支持基底面

杖を使ったとき

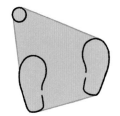

歩行器を使ったとき

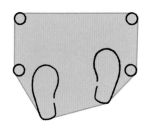

色のついた部分が支持基底面です。51 ページの図と支持基底面の広さを見比べると「歩行器＞杖＞普通の歩行」で、歩行器が一番安定することがわかりますね。

 ## 杖・歩行器のメリット

自力での歩行では重心移動が不安定な場合は、**杖歩行**が選択されます。杖をつくことで支持基底面が広がり、歩行が安定します。杖を使用して階段を上る際は、患側に体重をかけないことが大切です。階段を上るときは杖→健側→患側の順で上り、階段から下りるときは杖→患側→健側の順で下ります。

杖だけでは歩行が不安定な場合は、**歩行器**を使用します。歩行器は杖よりさらに支持基底面が広がるため、患者さんがより安定して歩行することができます。

杖、歩行器ともにいくつか種類があるので、患者さんに応じて選択します。

 Shiki's Point
理学療法士さんとの連携

患者さんの歩行状態にくわしいのは、理学療法士さんです。リハビリ室では理学療法士さんが、患者さんの筋力や関節可動域などを評価し、歩行訓練を行います。そのため、患者さんの病棟での歩行状態やリハビリの内容などを共有し、患者さんのADL 向上のために病棟ではどのようにしたらよいかなどを相談したりしますよ。

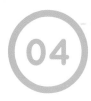

04 車椅子・ストレッチャーの移動介助

さっき、患者さんが車椅子に移乗するとき、酸素のチューブが引っ張られそうになっていましたね。

そうなんです。チューブを気にかけることを忘れてしまいました。次回から気をつけます。

酸素のチューブのほかにも確認事項があるので、1つひとつていねいに確認していきましょう。

🍀 これだけは注意！　移動前のチェックポイント

　点滴を投与している場合は、①**移動中に点滴がなくならないように、残量を確認し**てから移動しましょう。車椅子などに移乗する際は、②**点滴のルート類が引っ張られて針が抜けない**ように気をつけてくださいね。

　輸液ポンプやシリンジポンプを使用している場合は、③**バッテリーの残量**も必ずチェックしましょう。また、輸液ボトルと刺入部の高低差が小さいと、血液の逆流や滴下不良が起こる場合があります。④**滴下の確認**を行い、必要に応じて点滴棒の高さを調節しましょう。

　膀胱留置カテーテルやドレーンを留置している場合は、⑤出発前に排液を破棄しましょう。⑥**移動中は、カテーテル類が引っ張られて抜けてしまわないように注意**する必要があります。また、逆流しないように、**排尿バッグの高さは挿入部より低い位置**に配置しましょう。床につかないように気をつけてくださいね。患者さんの差恥心に配慮するため、排尿バッグやドレーンバッグのカバーがある場合は、カバーをかけましょう。

　酸素ボンベを使用している場合は、点滴同様、移送中に酸素がなくならないように、

移動時のチェックポイント

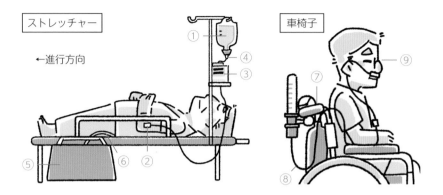

⑦**ボンベ内の酸素の残量チェック**は忘れずに行いましょう。確実に酸素投与が行われるよう、⑧接続部位のゆるみや酸素チューブの絡まりがないかを確認することも大切です。⑨酸素不足の兆候がないか、患者さんの全身状態も観察してくださいね。

 ## 移動時に気をつけることは？

　車椅子の場合は転倒防止のため、下肢に力が入るか、立位保持が可能か、確認してから移乗しましょう。移動中に保温が必要であれば、患者さんの上着や膝かけなどを準備しましょう。患者さんが乗り降りするときには、必ず**ブレーキ**が必要です。

　ストレッチャーの場合は、動き出すときや曲がるときなど、**移動に変化があるとき**は患者さんに不安を抱かせないよう、必ず伝えましょう。**進行方向は患者さんの足側**です。患者さんの頭部にいる看護師は、患者さんに異常がないか表情や訴えなどを観察しましょう。

 Shiki's Point
時間に余裕を持って準備をしよう

　検査が始まるギリギリの時間に移動の準備を始めてしまうと、焦ってしまい、確認もれが出てしまう可能性があります。また、点滴ボトルや酸素ボンベの残量が少なくなっている場合は、新しいものを準備するのに時間がかかります。患者さんを移送する場合は時間に余裕を持って行動すると、心の余裕につながりますよ！

05 食事介助

もうすぐ食事の時間ですね。

担当の患者さんの食事のセッティングに行ってきます！　患者さんの体位を整えたいので、一緒に来てもらっていいですか？

もちろんです！　患者さんが食事をしやすい姿勢を一緒に考えてみましょう。

 ## 食事の姿勢は頸部の屈曲を意識しよう

　食事をする体位で一番大切なのは頸部です。頸部が伸展すると、咽頭と気管がまっすぐになり、飲食物が気管に入りやすくなってしまいます。ですから、**頸部は前屈が保たれる姿勢**にセッティングしましょう。下の図の左側のように頸部を屈曲させます。これにより、気道の入り口が狭くなり、誤嚥のリスクを軽減することができるのです。

　座位のときに体幹が左右に傾いている場合は、クッションなどで**身体が傾かないように固定**しましょう。殿部は、椅子に深く腰掛けているかを確認します。浅く座ると殿部が椅子からずり落ち、頸部が伸展しやすい姿勢になってしまうので、注意が必要です。

　テーブルは食事全体を見渡せるような高さにセッティングし、姿勢が安定するように、足底が床についているか確認します。下半身が安定していると、上半身の姿勢も崩れにくくなりますよ。

誤嚥を防ぐ姿勢

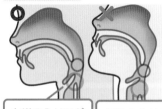

気道の入り口が狭い→誤嚥のリスク減	気道の入り口が広い→食物が気管に入りやすい

食事介助の注意点

姿勢	注意点
座位	・頸部は前屈が保たれる姿勢にセッティング ・体が左右に傾いていればクッションなどで固定 ・テーブルは食事全体を見渡せる高さにセッティング ・殿部は椅子に深く腰掛ける ・足底は床についている状態に
ファウラー位	・枕やタオルを後頭部に当てて頸部を前屈させる ・ベッドを起こすときは先に下肢をギャッチアップする ・上肢を屈曲させ、股関節と膝関節も軽く屈曲させる ・殿部はベッドのリクライニングポイントに位置させる ・足底にクッションを置いて下半身の姿勢を安定させる

❀ ファウラー位での食事は体のずり落ちにも注意

　ファウラー位で気をつけることは、基本的には座位と同じです。嚥下機能の評価を行い、患者さんにあった適切なベッドの角度を検討しましょう。

　ファウラー位は頸部が伸展しやすいため、**枕やタオルを後頭部に当てて頸部を前屈**させます。また、上半身が足元のほうへずり落ちないように、ベッドを起こす際は、下肢をギャッチアップしてから、上半身を起こしましょう。

　その際、背中に衣服やシーツのずれが生じやすいので、一度背中をベッドから離して背抜きを行います。膝の下へクッションを入れて姿勢を調整しましょう。足底にもクッションを置くと、下半身の姿勢が安定します。

★Shiki's Point
食事をする環境も意識しよう

認知症の患者さんは、外部の刺激があると食事に集中できない場合があります。テレビを消す、カーテンを閉めるなど、食事に集中できる環境づくりが大切です。また、食事を認識していない状態で口に食べ物を入れてしまうと、誤嚥のリスクがあります。患者さんに食事を見てもらい、声がけをしながら介助してくださいね。

06　清潔ケア

 これから患者さんの清潔ケアに行きましょうか。

患者さんの身体を冷やさないように、短時間で終わらせないといけないと思うと緊張します。

 短時間で終わらせることも大切ですが、一番大切なことは患者さんに気持ちがよいと感じてもらえることです！　焦らずにいきましょうね。

身体面・精神面にプラスの効果

　患者さんが自分自身で清潔を保てない場合、身体に汚れがたまってしまい、**感染のリスク**が高くなってしまいます。清潔ケアを行うことで、身体面の清潔を保てるだけではなく、気分が爽快になるといった**精神面へのプラスの効果**もあります。

　また、**全身状態を観察**できるよい機会となります。患者さんとコミュニケーションを取りながら、患者さんが心地よいと思うケアを目指しましょう。

清拭で意識すること

　清拭は入浴やシャワー浴に比べて、身体の負担が少ない清潔ケアとなります。腋窩や鼠径部など、**皮膚と皮膚が接する部位は汚れがたまりやすくなっているので、念入り**に拭きましょう。拭く方向は**筋肉の走行に沿う**ことで、筋肉が刺激され、廃用症候群を予防することができます。また、温熱刺激により**皮膚の血流が増す**効果があります。

　さらに、厚手のタオルを熱めのお湯につけて絞った熱布を身体にあてると、入浴に近い効果を得ることができます。

脱衣室・浴室の注意点

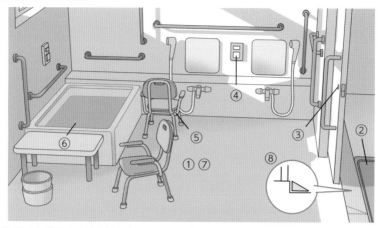

① 浴室と脱衣室の温度差を少なくする　　⑤ 安定した腰かけ椅子を使う
② 転倒防止に滑り止めのマットを敷く　　　⑥ 湯量は胸よりも低い位置で、適温を保つ
③ ドアの鍵はかけない　　　　　　　　　⑦ 介助中は患者さんから目を離さない
④ ナースコールの位置を説明する　　　　　⑧ 浴室と脱衣室の段差を少なくする

 ## 入浴・シャワー浴は温度管理に要注意

　浴室と脱衣室の室温に温度差があると、**血圧の変動に影響する可能性**があるので、温度管理には気をつけましょう。浴槽のお湯が 42℃以上になると交感神経が優位になり、心拍数や血圧が上昇する可能性があるため、注意が必要です。入浴はシャワー浴に比べると、体力の消耗や、循環器・呼吸器への負担も大きくなります。入浴前はバイタルサインや全身状態を観察し、入浴可能かしっかりとアセスメントしましょう。心負荷を避けたい場合は、半身浴という方法もあります。

 ### ★Shiki's Point
患者さんにあった清潔ケアの選択

　足浴、手浴は、入院している部屋で気軽に行うことができ、循環を促進させる作用など、入浴に近い効果が得られます。リラックス効果があり、患者さんの好みによってお湯にアロマオイルを入れるという方法もあります。患者さんの状態に応じて適切な清潔ケアを選択しましょう。

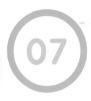

07 陰部洗浄

これから一緒に陰部洗浄に行きましょう！

洗う順番を覚えてきました！

ばっちりですね。身体の中でも特に陰部や肛門付近は細菌が繁殖しやすいので、念入りに洗う必要がありますよ。

陰部洗浄は順序を守って、ていねいに

陰部や肛門付近は、排泄物や分泌物によって汚染されやすいので、**1日1回必ず洗浄**します。入浴やシャワー浴、シャワートイレの使用でも行うことができます。

洗う順番は右ページの図の通りです。陰部は皮膚や粘膜が傷つきやすいので、強くこすらないように注意します。汚れが特にたまりやすい場所は、男性は陰茎の根元、陰嚢の裏で、女性は大陰唇と小陰唇の間です。肛門部周囲は大腸菌などの細菌が多数存在していて、細菌が尿路に侵入すると尿路感染症を引き起こす可能性があるので、念入りに洗いましょう。

あわせて確認したい、尿や便の観察項目

尿の観察項目は、排尿回数、尿量、色、臭気、混濁の有無などで、正常は、排尿回数・1日3〜9回、1日の尿量・体重1kgあたり20〜25mL、色は淡黄色です。

便の観察項目は、排便回数、形状、色、臭気、混入物の有無などで、正常は、排便回数・1日1〜2回、色などは有形で黄褐色です。便の性状の評価にはブリストルスケールが広く用いられています。

陰部洗浄の順序

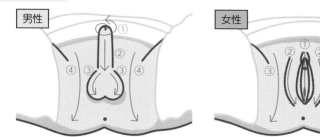

男性：①亀頭部を円を描くように洗う。②③陰嚢に向かい、陰茎の根本を洗う。④
恥骨部や鼠径部は上→下に向かって洗う。

女性：①外尿道口、膣口、小陰唇の内側を洗う。②③左右の大陰唇、恥骨部、鼠径
部を洗う。

・陰部の皮膚や粘膜は傷つきやすいので、強く拭かないように気をつける
・皮膚や粘膜のしわは汚れがたまりやすいので、伸ばしながら洗浄する
・感染予防のため、肛門部は最後に洗う
・洗浄剤や水分が残ると皮膚トラブルの原因になるので、しっかりと洗い
流し乾燥させる

ブリストルスケール

1	コロコロ便		5	やや軟らかい便	
2	硬い便		6	泥状便	
3	やや硬い便		7	水様便	
4	普通便				

★ Shiki's Point

尿や便の観察時は薬の影響も考えよう

尿と便の正常な範囲について左ページに示しましたが、異常かどうかは薬の影響も
考慮する必要があります。たとえば利尿剤を内服している場合は、尿の量は通常よ
りも増加します。鉄剤を内服している場合は、便は黒色になる場合もあります。異
常かどうかを判断する場合は、患者さんの情報から総合的に判断しましょう。

看護師のポケットには何が入っているの？

　看護師のポケットには、お仕事に役立つアイテムがたくさん！

　ここでは、私が普段愛用しているナースグッズをご紹介します。

★ メモ帳 & ボールペン

　ポケットに入る A6 サイズがおすすめ。先輩に教えてもらったことをどんどんメモ帳に書き込んじゃいましょう！　たくさん書くので、ボールペンは書きやすい 3 色 or 4 色のものがおすすめです。

★ ハサミ

　テープ類を切ったり、チューブなどを固定しやすいように切れ目を入れたりと、頻繁に使います。ナースグッズを扱うお店では、刃先が患者さんに当たらないよう、ガードがついているハサミがありますよ。

★ ハンコ

　患者さんの入退院の書類や薬のダブルチェックなど、サインが必要なときに使います。私のおすすめはキャップレス。ポケットの中でいつの間にかふたが取れていてインクまみれ……を防ぐことができます。

★ ナースウォッチ

　点滴の滴下数を確認するときや脈拍・呼吸数のカウント、時間の確認などに使います。色や柄の種類が多いので、選ぶのが楽しいです。

★ ペンライト

　瞳孔や口腔内のチェックなどに使います。夜勤のときには、ライトとして使用することも！　こちらもさまざまな色がありますよ。

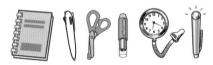

第 **4** 章

採血を知ろう

第4章では、採血における必須知識をご紹介します。採血については、最初は難しいと感じる方が多いかもしれませんが、コツをつかめば自信が持てるようになります。血管の探し方や血管が見つからないときの対処法なども紹介しているので、一緒にマスターしましょう！

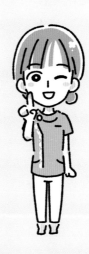

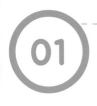

01 採血の準備

患者さんに採血の指示が入ったので、一緒に準備をしましょう。

はい！　準備するものはメモにまとめました！

使用する物品にはそれぞれ特徴があるので、患者さんの血管を見て選択していきましょうね。

🍀 採血の 2 種類の方法、メリットとデメリットは？

　静脈血採血は、**真空採血管採血**、または**シリンジ採血**の 2 種類の方法があります。

　真空採血管採血のメリットは、**1 回の穿刺で真空採血管を差し替えるだけで検査の目的に応じた血液量を確保できる**ことです。デメリットは、吸引圧が強いため、細い血管には向いていないことが挙げられます。また、真空採血管に血液が流入した状態で駆血帯をゆるめると、採血管内圧が血管内圧よりも高くなり、血液が逆流して感染が起きるリスクがあります。そのため、正しい採血手順で行うことが大切です。

　シリンジ採血のメリットは、**吸引圧が調整できるため、細い血管での採血に適している**ことです。逆流が生じることはほぼありませんが、血液が出にくいときに強く引っ張りすぎると、赤血球が壊れて溶血が起こり、血液検査の数値に影響を与えるので、気をつけてくださいね。また、採血後に採血管に分注しなくてはいけないため、針刺し事故のリスクがあります。

　針は直針と翼状針の 2 種類があり、**翼状針は針先が手元に近いため、角度の微調整が容易で穿刺しやすい**です。また、穿刺後も、血管内で針先がブレにくく安定性が高いです。そのため、血管が細い患者さんの場合は翼状針を選択してみましょう。

採血の方法

方法	メリットとデメリット	針による違い
真空採血管	○複数の採血が１回でできる ○針刺し事故のリスクが少ない ✕細い血管からの採血に 　向いていない ✕血液逆流が起こる可能性がある	・直針は真空採血管を交換する 　ときの固定が安定しない ・翼状針は穿刺の確認、 　針の固定がしやすい ・翼状針はチューブ内に血液が 　残るため、正確な血液量を確 　保する検査の場合、量不足に 　注意が必要
シリンジ	○細い血管からの採血に 　向いている ○採血の容量に制限なし ○血液逆流が起きにくい ○逆血を確認しやすい ✕針刺し事故のリスクが高い	・直針は針先が血液吸引時に 　動きやすいので注意が必要 ・翼状針は穿刺や針の固定が 　しやすく、細い血管にも 　向いている

🍀 針刺し事故に注意！

針刺し事故とは、医療従事者が採血などでの使用済み針を誤って刺してしまう医療事故のことです。血液を介してＢ型肝炎、Ｃ型肝炎、AIDS、成人Ｔ細胞白血病などに感染するリスクがあります。

事故防止には、採血時には自身の手のサイズにあった手袋を使用し、使用後の針はリキャップしないこと、採血後は使用済み針をすぐに針捨てBOXに破棄することが大切です。

★ Shiki's Point
大事なのは事前の準備

採血で患者さんのもとへ行く前に、準備する物品のチェックリストをつくって必要な物品にもれがないかを確認することをおすすめします！　採血中に「あれがない！」と気づいた場合、それを取りに行くために手技を中断しなくてはならなくなります。針など複数使う可能性があるものは、余分に持って行くと安心ですよ。

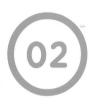

02 穿刺部位の選定

 採血するとき、血管はどのように選んでいますか？

とりあえず駆血帯でしばってから、見える血管の中で刺しやすそうな血管を選んでいました。

 毎回ぽこっと浮き出ている血管があればよいのですが、見つけるのが難しいときもあります。採血は血管選びが重要なので、そのポイントを説明しますね。

 ### 時間がかかっても、適切な血管を選ぶことが大事

　採血で大切なことは**血管選び**です。これで採血の9割が決まるといってもよいほど大事です。そのため、多少時間がかかっても大丈夫なので、採血に適切な血管をしっかりと見つけていきましょう。

　採血でよく選択される血管は「肘正中皮静脈（ちゅうせいちゅうひ）」「橈側皮静脈（とうそくひ）」「尺側皮静脈（しゃくそくひ）」です。駆血帯でしばったあとは、まずはこの血管を確認しましょう。

　目視で血管を見つけることができなくても、心配しなくて大丈夫です。確認するときは目だけではなく、**指先でしっかりと触る**ことを意識してみましょう。採血が成功しやすい血管は、太く弾力があります。**弾力のある血管を探すことを意識**してみると、採血に適した血管を見つけやすくなりますよ。

　上腕、前腕に適した血管がない場合は、手背や足背の血管を確認してみましょう。末梢にいくほど痛点が多いため、手背や足背を選択した場合は、なるべく1回で成功させることができるといいですね。

採血でよく選択される血管

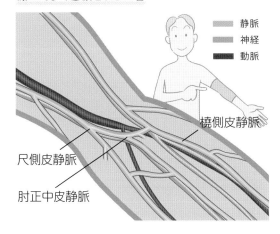

静脈
神経
動脈

橈側皮静脈

尺側皮静脈

肘正中皮静脈

〈注意するポイント〉
・**肘正中皮静脈**：
　正中神経や上腕動脈が深層部にあるため、深く刺さないようにする
・**橈側皮静脈**：
　外側前腕神経が近くを走行しているので注意する
・**尺側皮静脈**：
　正中神経や上腕動脈が近くを走行しているため、ほかの2つが選択可能であればそちらを優先する

 注意！　採血を避けるべき部位

　穿刺の部位によっては、採血の**検査結果に影響**が出たり、穿刺や駆血帯の圧迫により**合併症**が起こったりする可能性があります。特に以下の部位では採血しないように気をつけましょう。

麻痺側：神経損傷や血腫などに気づかず、重症化する恐れがある。

感染部：感染の原因菌が感染部から血液に入ってしまう可能性がある。

透析シャント部位：駆血帯によりシャントが閉塞してしまう恐れがある。

輸液の中枢側：輸液の成分が混入し、採血結果に影響が出る可能性がある。

熱傷や重度のアトピー性皮膚炎のある部位：穿刺部位から感染が起こる恐れがある。

 ★Shiki's Point
採血を成功させる一番のコツ

採血を成功させるために一番大切なこと。それは「自信」を持つことです！　自信がないとなぜか血管が見つかりづらく、穿刺のときもうまくできないことが多い印象です。不安に負けずに、「絶対成功させるぞ！」という強い気持ちで採血に挑んでください！

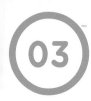

03 血管探しのコツ

少しずつ採血に慣れてきましたね。

血管を選ぶ方法は頭に入っているのですが、いい血管を見つけられず失敗続きです……。

患者さんによって血管もさまざまなので、最初はなかなか難しいですよね。今回は採血を成功させるためのコツを紹介しますね！

🍀 血管を見つけやすくなる5つのコツ

1つ目のコツは、**①患者さんの腕を温める**ことです。

腕を温めると血管が拡張するので、血管が見えやすくなります。温タオルは患者さんに当てる前に必ず触り、熱すぎないか、冷たすぎないかを確認しましょう。

2つ目のコツは、**②駆血帯は強く巻きすぎない**ことです。

駆血帯を強く巻くと、動脈まで圧迫してしまいます。そうなると末梢に流入する血液量が減り、怒張が不十分になってしまいます。キツく巻いていないかの指標として、脈拍で確認することができます。手首の脈拍が触れることを確認しましょう。

3つ目のコツは、**③穿刺部を心臓より低い位置にする**ことです。

穿刺部を心臓より低い位置にすると、血流がうっ滞し、血管が怒張しやすくなります。患者さんが仰臥位になっている場合は、ベッドの横に腕を下げてもらいましょう。

4つ目のコツは、**④採血可能な部位は全部確認する**ことです。

採血でまず確認するのは上腕や前腕ですが、最適な血管が見つからない場合は、手背や足背など、すみずみまで確認しましょう。手背や足背の場合は血管が細いので、針は翼状針がおすすめです。

血管を見つけやすくなる5つのコツ

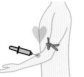

① 腕を温める

② 駆血帯は強く巻きすぎない

③ 穿刺部を心臓より低い位置に

④ 採血可能な部位は全部確認

⑤ 指で血管を感じる

そして5つ目のコツは、**⑤指で血管を感じる**ことです。

モリッとした血管を見つけたい気持ちはありますが、視覚に頼って血管を探すのには限界があります。採血に適した血管の特徴は太く弾力があることなので、指の腹を使って血管を感じることが成功への近道となります！

> どうしても採血が難しくて先輩に交代してもらったときは、先輩がどのように血管を探しているのか、観察してみましょう！　間近に見て学ぶことも、採血の上達の秘訣です。

採血結果に影響する「偽性高カリウム血症」に注意！

採血においては、長時間の駆血、キツすぎる駆血、強い前腕のマッサージ、クレンチング（手のグーパーという動きを繰り返すこと）にも注意が必要です。

これらを行うと筋肉の収縮が起き、筋細胞からカリウムが細胞外へ移動しやすくなってしまいます。その結果、採血した血液のカリウム値が高値となり、採血結果に影響をおよぼしてしまいます。これを**偽性高カリウム血症**といいます。

★ Shiki's Point
いつもどの血管で採血しているか聞いちゃおう！

血管を何度探しても、よい血管が見つからないことはあります。そういうときは患者さんにいつもどこから採血しているか聞いてみることをおすすめします。採血に慣れている患者さんは、よく採血する場所を教えてくれるので、それがヒントになり、採血に適した血管を見つけることができることも多いです！

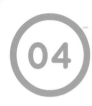

04 真空採血管の順番

 スピッツ（真空採血管）を取る順番は大丈夫？

実は曖昧でした……。順番って大事なんですか？

 スピッツはそれぞれ特徴があって採血を取る順番も決まっているので、一緒に確認しましょうね。

真空採血管はどの順番で使用する？

　真空採血管採血の場合の交換順序は、**①生化学→②凝固→③血沈→④ヘパリン入り採血管→⑤血算（EDTA 入り採血管）→⑥血糖→⑦その他**です。

　真空採血管採血では、針を刺した直後に組織の損傷が起こり、スピッツ（真空採血管）に組織液が入る可能性があります。組織液には凝固を促す成分が含まれているので、組織液が混入すると凝固系の検査結果に影響をおよぼしてしまいます。そのため、凝固しても検査結果に影響のない生化学を最初に取ります。

　シリンジ採血の場合は、**①凝固→②血沈→③ヘパリン入り採血管→④血算（EDTA 入り採血管）→⑤血糖→⑥生化学→⑦その他**です。

　シリンジ採血では、シリンジに採取した採血を分注します。分注している間に血液が凝固してしまうと、検査結果に影響が出るため、凝固する前に抗凝固剤と混ぜる必要がある凝固のスピッツに最初に分注します。

　スピッツの種類は、右ページを参照してください。スピッツの種類や容積は、メーカーにより異なります。そのため、自分が所属している病棟のルールを確認してくださいね。

スピッツの種類

種類	形状	用途など
生化学	フィルム＝凝固促進剤 半透明のゼリー＝血清分離剤	肝機能や腎機能、栄養状態、CRP、電解質など多くの検査項目を測定できる。 スピッツの底にあるドーナッツ型のフィルムは凝固促進剤で、半透明のゼリー状のものは血清分離剤。
凝固	採血するライン 透明な液体＝抗凝固剤（クエン酸ナトリウム）	PT や APTT などの凝固系の働きを見る検査。 透明な液体はクエン酸ナトリウムという抗凝固剤で、血液とこの抗凝固剤のバランスは9：1と決まっているため採血量は厳守（1.8mL）。 採血に時間がかかると、真空採血管に入る前に血液が凝固してしまうため、採血時間に注意する。
血算	白い粉末＝抗凝固剤（EDTA-2K）	赤血球、白血球、血小板の数やヘモグロビンの濃度などがわかる。 白い粉は EDTA-2K といい、血液の凝固を防ぐ。
血糖	白い粉末＝抗凝固剤＋解糖阻止剤（フッ化ナトリウム）	血糖値や HbA1c を調べることができる。 白い粉はフッ化ナトリウムという抗凝固剤＋解糖阻止剤。ブドウ糖が分解する反応を阻害する働きがあり、ブドウ糖の量を正確に測定できる。 血糖値は食事に影響されるので、採血のタイミングは注意する必要がある。

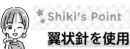

★ Shiki's Point

翼状針を使用するときの注意点

凝固検査は量が多すぎても少なすぎてもダメなので、採血量に注意が必要です。翼状針はルート部分に 0.45mL の空気があり、それがスピッツに入ってしまうと血液の量が不十分になってしまいます。そのため、凝固検査のみの場合は1本目にダミーの真空採血管を使用し、チューブ内を血液で満たす必要があります。

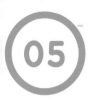

05 採血のおもな合併症

 採血にだいぶ慣れてきましたね！

少しずつ自信がついてきました！　でも患者さんに何か問題を起こしてしまったら……と考えると不安でいっぱいです。

 採血は患者さんに針を刺さなくてはいけないので、合併症が起こる可能性はあります。リスクを減らすためにも、採血で起こる可能性のある合併症をここで確認していきましょう。

血管迷走神経反射、神経損傷、皮下血腫とは？

血管迷走神経反射は、採血への緊張や不安によって生じると考えられています。

採血を行う前には、以前採血をしたときに気分不快や失神などを起こしたかどうかを確認しましょう。過去に起こしたことがある場合、もしくは採血に強い不安感がある場合は、仰臥位で採血を行いましょう。採血に対して緊張する様子が見られる場合は、不安を軽減できるよう配慮できるといいですね。大切なことは、1つひとつの動作に声がけをすることです。次に何をするかわからない場合、患者さんは「何が起こるんだろう」と不安を募らせてしまいます。患者さんが心の準備をできるよう、適切なタイミングを意識して「消毒しますね」「チクッとしますね」など、声がけをしてみましょう。また、看護師の態度から緊張感を与えることがないように、笑顔で落ち着いた態度で接することも意識してみてください。

神経損傷の原因は、穿刺時の針による神経の損傷や、血腫による神経の圧迫などです。採血の前には患者さんに、強い痛みやしびれがあった場合にはすぐに教えるように必ず伝えてくださいね。

神経損傷を起こさないために、採血で穿刺する可能性のある部位の神経の走行を理

採血で起きるおもな合併症

名称	症状	患者さんへの対応と対処法
血管迷走神経反射	・顔面蒼白 ・気分不快 ・冷汗 ・動悸 　など	【対応】以前に気分不快や失神などの経験がないか確認する。経験がある場合は仰臥位で採血を行う。患者さんの不安が軽減できるように、声がけを行う。 【対処法】気分不快や顔面蒼白、冷汗といった症状が出現したときは、採血をただちに中止し、患者さんを仰臥位で寝かせ、バイタルサインを測定する。血圧が低い場合は、下肢挙上を行う。
神経損傷	・疼痛 ・しびれ 　など	【対応】穿刺前に痛みやしびれがあった場合はすぐに伝えるよう声がけを行う。穿刺部位の神経の走行を理解する。 【対処法】患者さんが痛みやしびれを訴えた場合は、ただちに抜針する。その後観察し、痛みやしびれが継続する場合は医師へ報告する。
皮下血腫	・疼痛	【対応】抜針後、穿刺部位を十分に圧迫するように患者さんに伝える。抗凝固薬（ワルファリンなど）を使用している患者さんには、20分程度圧迫するよう伝える。 【対処法】皮下血腫ができた場合、自然吸収されるのを待つため、様子を見るよう伝える。痛みなどの症状を伴う場合は、冷やしたり、鎮痛薬を使用したりすることもある。

解しておきましょう。神経の走行部位に注意して穿刺することが大切です。

　採血の合併症としてもっとも出現の頻度が高いものが、**皮下血腫**です。止血の際に圧迫が十分に行われない場合、また穿刺部を揉んでしまった場合、血小板が凝集できず皮下血腫を形成してしまいます。通常は自然吸収されますが、痛みが強い場合は患部を冷やし、それでも治らない場合は鎮痛薬を使用することもあります。

★ Shiki's Point
アルコール過敏症にも注意しよう

　採血前は、アルコールに対するアレルギーの有無についても確認しましょう。穿刺部位の消毒では、アルコール綿を使用することが一般的です。しかし、患者さんにアレルギーがある場合、発赤や掻痒感などが出現する可能性があります。アルコール過敏症の患者さんの消毒は、アルコール以外の消毒を準備しましょう。

「１つの病院で３年働いたほうがいい」 って本当？

「３年間は同じ病院で働いたほうがいいんですか？」という質問をよくいただきます。たしかに、初めて就職した病院には最低３年間いたほうがいい、という意見はよく聞きますよね。でも私は、**「自分がどうしたいのか」という想いを大切にする**ことが一番だと思います。

　３年間続けることが難しい場合は、**無理せず次の道を考えてまったく問題ない**と思いますよ。働いてみて自分にはあわなかったと気づくことはありますし、無理をして大きなストレスを抱えてしまっては大変です。

　私が初めて転職したときは、雰囲気が前の病院とまるで異なっていて、びっくりした思い出があります。働く場所によって業務内容、勉強すること、看護師の仕事のスタイル、お給料などはいろいろと違いがありますから、転職によって自分にあった勤務先が見つかることもあります。

　看護師のいいところは、働く場所を選べるところ、働き方がたくさんあるところだと思います。私の友だちも最初は病棟で働いていましたが、夜勤が苦手なので日勤のみの働き方を選んだり、専門看護師を目指したり、看護大学の先生になった人もいます。私なんて看護師として働きながら、看護師 YouTuber になってしまいました……！　看護で学んだ医療の知識を活かせるお仕事は、ほかにもあると思います。

「どうしたら納得できる生活が送れるのかな」と考えてみると、選択肢が増えると思いますよ。**どの道を選んでも、今学んでいること、経験していることは絶対に役に立ちます。**

　素敵な未来に向かって歩めるように、全力で応援していますね！

第5章

採血の検査結果の
読み方を知ろう

第5章では、採血の検査結果について
わかりやすくご紹介します。血液
の状態は、患者さんの身体の状態を
把握するための大切な指標の１つで
すから、採血をしたときには必ず
チェックしなければなりません。検
査値が何を意味しているかがわかる
ように、しっかりと理解を深めてい
きましょう！

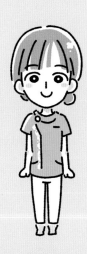

01 赤血球・ヘモグロビン・ヘマトクリット

さっき先生（医師）から患者さんのヘモグロビンの値を聞かれました。

その患者さんは貧血の症状があったので、貧血についての情報が知りたかったんだと思いますよ。

そうなんですね！　貧血に関連する検査値についてくわしく知りたいです。

どんなときに行う検査？

　赤血球（RBC）、ヘモグロビン（Hb）、ヘマトクリット（Ht）は、おもに**貧血**を見るための指標です。検査結果から患者さんの貧血の有無や程度、治療による変化などを確認することができます。また、手術や外傷などで**多量の出血**が生じた場合も、貧血が起きる可能性が高いのでチェックします。ほかには、**脱水、多血症（赤血球増加症）**の有無や程度についても調べることができます。

赤血球の働きを理解しよう！

　赤血球のおもな役割は、**酸素の運搬**です。形状は、酸素の運搬を効率的に行えるように、中央がへこんだ形をしています。それにより表面積が広くなり、効率よくガス交換が行えるようになります。また、狭い毛細血管の中でも自由に変形できるため、全身に酸素を届けることができます。二酸化炭素の運搬にも関与していますよ。

　ヘマトクリットは、血液中に赤血球が占める割合（%）を表し、**平均赤血球容積（MCV）**は、赤血球1個あたりの平均的な大きさを表します。この値を元に貧血の原因を推測することができます。

赤血球の基準値と高値・低値で疑われるおもな疾患や病態

高	・脱水 ・多血症（赤血球増加症）		
基準値	**赤血球数（RBC）** 男性：400〜550万/μL 女性：350〜500万/μL	**ヘモグロビン（Hb）** 男性：14〜18g/dL 女性：12〜16g/dL	**ヘマトクリット（Ht）** 男性：40〜50% 女性：35〜45%
低	・貧血 ・出血		

脱水で値が高くなる理由は、体内の水分が減少し、血液が濃縮された状態となるためです。

❀ ヘモグロビンの働きを理解しよう！

　酸素の運搬はおもにヘモグロビンによって行われています。ヘモグロビンは、赤血球に含まれるタンパク質です。酸素と結びつく性質があり、ヘモグロビン濃度は酸素を運搬する能力を表しています。おもに鉄を含む「ヘム」とタンパク質の「グロビン」から構成されています。血液が赤く見えるのは、このヘモグロビンが赤い色素を持っているためです。

　貧血は、「血液中のヘモグロビン濃度が基準値以下に低下した状態」のことを指します。重度の貧血や大量出血の場合は、全身に十分に酸素が運搬されなくなってしまうため、患者さんの全身状態が悪化してしまいます。その場合は必要に応じて、輸血により赤血球成分を補います。

★Shiki's Point
貧血による転倒のリスクにも注意

貧血の原因は患者さんによって異なるため、現病歴や既往歴、出血の有無や栄養状態など総合的にアセスメントしましょう。また、貧血によるめまいやふらつきにより、転倒のリスクも考えられます。血液検査のデータだけでなく症状も観察し、貧血に伴う日常生活の影響が少しでも軽減できるようにケアしていきましょう。

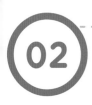

02 白血球

白血球はおもに感染症のときに見るんですか？

代表的なものは感染症ですが、ほかの原因による影響も受けやすくなっています。採血の結果だけで判断するのではなく、全身状態を見ることが大切ですね。

なるほど。幅広い視点で情報が集められるように頑張ります！

どんなときに行う検査？

　白血球（WBC）は、おもに**感染**や**炎症**に対する反応などを見る指標です。感染症が疑われるときや免疫機能を確認するときなどに参照します。白血球は身体の多くの臓器と密接な関係があるため、さまざまな疾患・病態の影響を受けやすくなっています。そのため、患者さんの経過をふまえながらデータを確認していきましょう。

　白血球には、①**好中球**、②**好酸球**、③**好塩基球**、④**単球**、⑤**リンパ球**の5種類があります。

　好中球は、細菌やウイルスから身体を守る、重要な防御機構です。白血球の中で一番多く存在しており、好中球が増加しているときは細菌感染などを疑います。逆に減少しているときは、感染リスクに注意しなくてはいけません。

CRP の値も一緒に確認！

　白血球とともに確認しておきたい検査値として、**CRP（C 反応性タンパク）**があります。これは**急性炎症の指標**です。体内に炎症が起きた場合や組織の一部が壊れた場合に血液中に現れます。

白血球の基準値と高値・低値で疑われるおもな疾患や病態

高		・細菌感染症	・寄生虫疾患 ・アレルギー性疾患
基準値	白血球数（WBC） 3,500 〜 9,000/μL	好中球 分葉核球 40 〜 70% 桿状核球 0 〜 5%	好酸球 1 〜 5% アレルギー反応や 寄生虫の感染で増加
低		・骨髄抑制	

高	・慢性骨髄性白血病	・慢性骨髄単球性白血病	・慢性リンパ性白血病 ・ウイルス感染症
基準値	好塩基球 0 〜 1% 蕁麻疹など即時型の アレルギーなどで増加	単球 0 〜 10% 好中球と同様に 異物から身体を守る	リンパ球 20 〜 50% チームを作り、ウイルスなどの 病原体やがん細胞などの異物か ら身体を守る
低			

感染症や血液疾患、膠原病、抗がん剤やステロイドなどの薬剤を使用したときは、必ず白血球の値の変化を確認しましょう！

　炎症が起こると6時間後くらいから急速に増加し、48 〜 72 時間でもっとも高い数値になります。そして炎症が改善されれば、速やかに値は低くなります。

　細菌感染症をはじめ、外傷や手術後、自己免疫疾患などで高値を示しますので、急性期の患者さんの場合、経過を把握するためによくチェックします。CRP の値のみではどこに炎症が起きているかわかりませんが、炎症反応が強いほど値が上昇するため、重症度の判断などが可能です。**基準値は 0.00 〜 0.14mg/dL** です。

★ Shiki's Point
感染症の早期発見のポイント

感染を早期発見できるように、発熱など感染の兆候の有無は普段から観察しましょう。白血球の上昇、または低下が見られた場合は、全身状態をアセスメントし、重症化のサインを見逃さないようにしましょう。感染症が疑われる場合は、抗菌薬を投与する前に、原因を特定するため血液培養検査（94 ページ）を行うのが一般的です。

看護師あるある!! 白血球は、「白血球」を意味するドイツ語から「ワイセ」と呼ばれることも多いです。

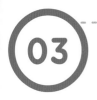

03 血小板

 患者さんに点状出血が見られました。

もしかしたら血小板数が減少しているかもしれないですね。

 血小板が関係しているんですね！　確認してみます！

どんなときに行う検査？

　血小板（PLT）は、おもに**出血傾向**を見る検査です。血液疾患や重症感染症などにより血小板の産生が低下している場合や、播種性血管内凝固症候群（DIC）により血小板が消費されてしまう場合などに、出血の危険性を判断するためにチェックします。

血小板の働きを理解しよう！

　血小板は、ケガなどで血管が損傷し、出血したときに傷口に集まります。そして、血栓をつくり傷口をふさぐことで止血を行います。

　そのため、**血小板が減少すると血が止まりにくくなったり、出血しやすい状態になっ**たりします。血小板数が 2 万/μL 以下のときは、頭蓋内出血や消化管出血など、致死的な臓器の出血が起こる可能性があるので、注意が必要です。必要に応じて血小板の輸血が行われます。

　疾患の影響だけではなく、抗がん剤や放射線治療の影響で骨髄の機能が低下し、血小板が減少することもあります。疾患だけではなく、治療の影響も考慮して患者さんの状態を把握していきましょう。

血小板の基準値と高値・低値で疑われるおもな疾患や病態

高	・出血 ・外傷 ・本態性血小板血症	
基準値	**血小板の基準値（PLT）** 15 〜 35 万 / μL	
低	・血小板減少性紫斑病 ・播種性血管内凝固症候群（DIC） ・急性白血病	・再生不良性貧血 ・骨髄抑制

　また、血小板が多い場合も注意が必要です。**血栓傾向**となり、脳梗塞や心筋梗塞の
リスクが高まります。

PT と APTT の値も一緒に確認！

　プロトロンビン時間（PT）と活性化部分トロンボプラスチン時間（APTT）は血
液凝固反応を見る検査です。血液凝固因子が活性化する経路には外因系と内因系が
あり、外因系の凝固反応が低下すると PT が延長し、内因系の凝固反応が低下すると
APTT が延長します。いずれも基本的に短縮するということはありません。

　PT は試薬によって基準値が違うため、施設間の比較ができません。そのため PT
の値から INR（国際標準比）を計算した PT-INR で表示するのが一般的です。PT-
INR は抗凝固薬であるワルファリン投与時の効果判定に用いられます。

　**PT の基準値は 10 〜 12 秒、APTT の基準値は 30 〜 40 秒、PT-INR の基準値は 0.9
〜 1.1** です。

★ Shiki's Point
出血傾向がある患者さんへの対応

出血傾向のある患者さんは、点状出血や紫斑といった皮下出血、口腔や鼻腔などの
粘膜からの出血、消化管出血などが起こりやすいです。そのため、皮膚や粘膜への
刺激は最小限にし、採血や点滴抜去時は止血の確認を徹底しましょう。

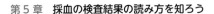

04 クレアチニン・血中尿素窒素

先生（医師）にクレアチニンと BUN の値を聞かれたのですが、なぜですか？

腎臓の機能について知りたかったんですね。腎臓の状態を把握する必要がある場合は、よく見る項目ですよ。

知らなかったです！　この 2 つの項目についてくわしく知りたいです！

🍀 どんなときに行う検査？

　クレアチニン（Cr）と血中尿素窒素（BUN）は、おもに**腎臓の機能を評価**する指標です。腎機能を評価したいときや、腎機能の低下が疑われるときにチェックします。腎臓はいろんな病態が影響するので、採血結果が出るたびにチェックしておくと、異常の早期発見につながりますよ。

　また、薬剤の使用前にも値を確認します。たとえば、腎機能が低下している患者さんに造影剤の検査を実施した場合、腎機能が悪化する造影剤腎症になる恐れがあります。そのため造影剤検査の前には、クレアチニンと BUN の値を必ず確認します。

🍀 腎機能が低下すると値が増える

　クレアチニンは筋肉でつくられる老廃物です。通常であれば、腎臓にある糸球体でろ過されたあとに尿中へ排泄されます。しかし、**腎機能が低下するとうまく排出されず、血液中の値が増えます。**

　尿素窒素はタンパク質が分解されたあとにできる老廃物で、通常であれば糸球体でろ過されたあとに尿細管で約 50％は再吸収され、残りは尿中に排出されます。**腎機**

クレアチニン・血中尿素窒素の基準値と高値・低値で疑われるおもな疾患や病態

高	・腎障害 ・脱水	・腎障害　　　　　　　・高度熱傷 ・脱水　　　　　　　　・消化管出血 ・タンパク質の多量摂取
基準値	**血清クレアチニン（Cr）** 男性：0.65 ~ 1.07mg/dL 女性：0.46 ~ 0.79mg/dL	**血中尿素窒素（BUN）** 8 ~ 20mg/dL
低	・尿崩症 ・肝障害	・尿崩症 ・肝障害 ・タンパク質の摂取不足

 クレアチニンの量は筋肉量に比例します。男性は女性に比べて筋肉量が多いため、基準値も高くなっています。

能が低下すると、尿中に排出されず尿素窒素の値は上昇します。タンパク質の摂取量など腎機能以外の影響も受けます。

🍀 Ccr の値も一緒に確認！

　腎臓の機能をくわしく調べるためには、**クレアチニンクリアランス（Ccr）**という検査を行います。この検査は、血液中のクレアチニンと尿中のクレアチニン、尿量を測定し、腎臓の基本機能であるろ過がどれくらいできるかという能力を調べます。

　腎機能が低下し、ろ過の能力が低下していると、クレアチニンクリアランスの値は低下します。クレアチニンや血中尿素窒素よりも、早期に腎機能の低下を発見することができます。

★ Shiki's Point
腎機能は総合的に評価しよう

　腎機能を評価するためには、クレアチニンや血中尿素窒素の値だけではなく、患者さんの疾患やほかの検査結果などの情報を収集しましょう。また、尿量や浮腫、倦怠感など全身状態も観察して、総合的にアセスメントしましょう。

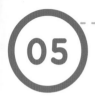

05 AST・ALT

 先生（医師）に「肝機能どうだった？」と聞かれましたが、どの項目を答えればよかったのでしょうか……？

AST と ALT ですね。

 次は答えられるように、覚えておきます。くわしく教えてください！

どんなときに行う検査？

　AST と ALT は、**肝機能を評価する指標**です。肝機能の低下が疑われるときや肝疾患が疑われるときなどに確認します。肝臓はいろんな病態が影響するので、腎臓と同様に採血結果が出るたびに値をチェックし、以前と大幅な差がないか確認します。

　また、肝臓も薬剤の影響で機能が低下する場合があるので、薬剤を投与している患者さんは、薬剤性肝障害にも注意しましょう。

肝機能の異常を示す AST・ALT とは？

　AST はアスパラギン酸アミノトランスフェラーゼ、ALT はアラニンアミノトランスフェラーゼという酵素の 1 つです。いずれも肝臓に異常が起きた場合は、肝細胞から血液中にもれ出ます。

　AST は肝臓以外に心臓や腎臓、骨格筋、膵臓、赤血球などにも広く分布していて、これらの臓器障害でも高値になります。たとえば心筋梗塞や溶血でも上昇します。

　ALT は肝臓に一番多く含まれている酵素です。AST と ALT がともに高値の場合は、肝障害の可能性が高くなります。

AST・ALT の基準値と高値・低値で疑われるおもな疾患や病態

高	・肝障害　　・溶血 ・心筋梗塞　・筋疾患	・肝障害
基準値	AST 10〜35U/L	ALT 5〜30U/L
低		

Alb の値も一緒に確認！

　アルブミン（Alb）は、血液中に存在しているタンパク質の中でもっとも多く、約60%を占めます。肝臓で合成されるため、**肝臓の機能を評価**することができ、肝臓の機能が低下すると低値を示します。

　また、**栄養状態を評価する指標**としてもよくチェックします。約3週間前の栄養状態がわかり、低値の場合は低栄養状態である可能性があります。栄養状態をアセスメントするときには、体重や食事の摂取量なども見て総合的に評価していくことが大切です。

　アルブミンには血液中の水分をとどめて**血管内の浸透圧を維持する働き**があるため、値が低下すると血管の外に水分がもれ出てしまい、浮腫や腹水が起こります。

　アルブミンの基準値は 4.1〜5.1g/dL です。

低栄養状態など栄養管理が必要な場合は、院内のさまざまな職種のメンバーで構成される栄養サポートチーム（NST）と連携しますよ。

★Shiki's Point
検査データで肝機能異常を早期発見

肝臓は「沈黙の臓器」と呼ばれ、障害が起こってもなかなか症状が出現しません。そのため、検査データを確認することで、肝機能の異常を早期に発見できます。ウイルス性肝炎の患者さんに対応する場合は、血液を媒介した感染のリスクがあるため、針刺し事故（67ページ）などには気をつけましょう。

同期と比較して悩んでしまう気持ち……

　同期というのは、同じ時期に同じ病院に就職したからこそ悩みを相談できる、心強い存在ですよね。一方で、「同じ病棟に配属された同期と自分を何かと比較してしまい、落ち込むことがある」という相談をよくいただきます。

　その気持ち、すごくよくわかります。同期のほうが自分よりできていると感じたり、先輩にほめられているところを見てしまったりすると、「自分はできないのではないか」と落ち込んでしまいますよね。

　でも、私は毎年新人看護師さんに出会うたびに思うことがあるんです。新人看護師さんはみんなそれぞれに個性があり、その人にしかない、よいところがたくさんあります。だから私は、**「あなたにしかできない看護が絶対ある」**と伝えたいです。

　最初は、自分ができないことに目がいきがちです。わからないことも多いので、つい「あれもできない、これもできない」と考えてしまいます。そういうときに同期ができているのを目の当たりにしてしまうと、余計に落ち込んでしまうんですよね。

　そういうときは**「できることノート」をつくる**ことをおすすめします！　日記のように、寝る前に「今日はできた！」と思ったことをまずは1つ書き出してみてください。仕事でうれしかったことでもいいですね。

　毎日できることが増えてくると自信につながります。**焦らなくても大丈夫なので、自分のペースで過ごしていきましょうね。**

第6章

検査を知ろう

第6章では、病院でよく行う検査についてご紹介します。医師は目的があって検査をオーダーします。そのため、なぜその検査をするのかを理解しておくことで、看護の質を高めることができます。疾患に応じて視点は異なりますが、ここでは基本的な知識を確認しましょう！

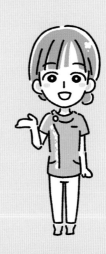

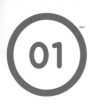

01 尿検査

患者さんの尿検査の結果は見ましたか？

見ていませんでした。尿検査の見方がよくわかっていません……。

患者さんが検査を行ったときは、何か問題がないかを確認することが大切ですね。では、尿検査についての基本的な項目を勉強していきましょう。

尿検査で何を見ているの？

　尿検査は、尿中に含まれている物質を調べることにより、患者さんの身体の状況を調べる検査です。尿には身体に不要な、代謝された老廃物などが多く含まれています。そのため、それらの物質が通常の量より多い場合や、正常な尿には見られない物質が含まれている場合に異常となります（62ページ）。

　ただし、尿検査の結果だけを判断材料にするわけではないので、ほかの検査結果なども参考にしながら、患者さんの状態をアセスメントしていくことが大切です。

尿検査結果からこんなことがわかる

　尿検査で確認する代表的な項目について解説していきます。

　まず、**尿タンパク**が出現した場合は、糸球体など腎臓に何らかの異常がある可能性があります。腎機能が正常であれば、尿中に存在する尿タンパクは微量です。けれども、腎機能が低下すると糸球体がタンパク質を通しやすくなり、それによって尿中のタンパク質が増えます。また、激しい運動のあとや発熱、ストレスなどが原因で出現する場合もあります。

尿検査の基準値と考えられる異常の原因

項目	基準値	考えられる異常の原因
尿タンパク	[定性] 陰性（－） [定量] 100mg/日以下	糸球体障害、尿細管障害、尿路異常、糖尿病性腎症など
尿潜血	陰性（－）	糸球体障害、尿路感染症、尿路結石、出血性膀胱炎など
尿糖	[定性] 陰性（－） [定量] 40〜85mg/日以下	糖尿病、腎性糖尿など
尿ケトン体	2mg/dL 以下	内分泌疾患、飢餓状態など
尿pH	5〜7.5	腎障害、尿路感染症など
尿比重	1.010〜1.030	ネフローゼ症候群、腎障害など

　次に**尿潜血**は、尿中に血液の成分である赤血球があるか調べます。肉眼で確認できない出血についても確認できるというメリットがあります。

　尿糖は、尿中の糖の有無について調べることができます。血液中にあるブドウ糖は腎臓の糸球体でろ過されたあと、ほとんど尿細管に再吸収されますが、血糖値が異常に上昇した場合は再吸収が追いつかず、尿中に糖が出現します。血糖値が上がっていなくても、腎性糖尿などで糖が再吸収されずに尿中に糖が排出されている場合も陽性となります。

　そして**尿ケトン体**は、脂肪の分解によって発生する物質です。インスリンや糖が不足している場合、脂肪などを分解してエネルギー源にするため、尿中に出現します。

★ Shiki's Point
尿検体の提出における注意点

　尿検査をした場合は、すぐに検体を検査室に持って行きましょう。採取したまま室温で放置してしまうと、細菌が増殖したり成分が変化したりして、結果が正しく判定されなくなってしまいます。もしすぐに提出できない場合は、検査室に連絡し、密閉できる容器に入れて直射日光の当たらない涼しい場所で保存しましょう。

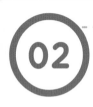

02 喀痰検査

喀痰検査の指示が出たのですが、患者さんの痰がなかなか出ません。

検体が採取できないと検査できないですもんね。痰は、患者さんが自分で意識して出せない場合もあるので、コツをご紹介しますね。

はい！　勉強します！

喀痰検査で何が調べられる？

　喀痰検査は、痰を採取して成分を調べ、呼吸器系の疾患があるかどうかを調べるものです。検査には、感染症の有無や病原菌を調べる細菌検査と、がん細胞の有無を調べる細胞診検査があります。肺結核、細菌性肺炎、非細菌性肺炎、肺がん、気管支炎などの呼吸器疾患が疑われる場合に行われます。

採取時はココに気をつけよう

　痰は気道からの喀痰を採取する必要があるため、**口腔内の細菌が痰に混ざらないように採取前に歯磨きやうがいを行います。採取のもっともよいタイミングは早朝起床時すぐ**です。

　痰を出す際は病原体が周囲に飛散する可能性が高いため、採痰ブースといった個室で実施します。感染対策上、看護師が同じ個室に入るのは避けるのが望ましいですね。結核が疑われる場合は、特に注意が必要です。結核は空気感染するため、看護師が立ち会う場合は N95 マスクを装着するなど、空気感染予防策（124 ページ）を徹底しましょう。

気管吸引キットの使い方とMiller and Jones分類

気管吸引キットの使い方

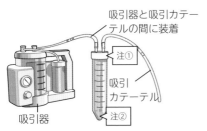

吸引器と吸引カテーテルの間に装着

注①

吸引カテーテル

注②

吸引器

注① 吸引後に外し、検体容器のフタをつけて提出する
注② 痰が吸引瓶に流れないように垂直を保つ

Miller and Jones分類

表現	内容
M1	唾液、完全な粘性痰
M2	粘性痰の中に膿性痰が少量含まれる
P1	膿性部分が3分の1以下の痰
P2	膿性部分が3分の1～3分の2の痰
P3	膿性部分が3分の2以上の痰

痰を出しやすくするにはコツがある！

痰を出しにくい場合の対処法をご紹介します。

まず、痰を柔らかくするために、**うがいで口をすすぎ、喉を潤しましょう**。

そして、**深呼吸をして大きく息を吸い、お腹に力を入れながら強く咳払いをすると**痰を出しやすいです。また、冬場で乾燥しているときは、事前に温かい白湯を飲むことも効果的です。温かい飲み物から出ている湯気を吸うのもおすすめです。

それでも難しい場合は、医師の指示のもと、3%高濃度食塩水などを使用したネブライザーを使って、痰を誘発させます。

患者さん自身で痰を排出するのが難しい場合には、気管吸引キットを使用します。吸引カテーテルと吸引器の間に装着して採取し、採取後はそのまま付属のキャップをつけて提出することができます（図版）。

★ Shiki's Point
喀痰検体を正しく行うために

喀痰検査に適した良質な検体を提出できるように、肉眼的に喀痰の性状を評価できる分類があります。それが「Miller and Jones分類」です（上表を参照）。M1からP3の5段階に分類され、M1とM2は唾液成分が多いので、検査に適していません。P1からP3に近づくほど呼吸器系感染症の原因菌が検出されやすくなります。

03 血液培養検査

 採血についてほかにわからないことはありますか？

この前、通常の採血では使わない、ボトルに血液を入れる検査を見学しました。

 血液培養検査ですね。この検査も採血をするときに、注意することはたくさんあるので、一緒に確認していきましょう。

血液培養検査から何がわかるの？

　血液培養検査は、採血した血液から細菌を培養して、血液中の細菌の有無を調べたり、感染症の原因菌を同定したりするために行います。

　健常者の血液中には、細菌はどのくらいの割合で含まれていると思いますか？　正解は0です。血液中は無菌状態なんです。

　しかし、何らかの原因で血液中に細菌が入ってしまうと、感染が原因で命に関わる臓器障害が引き起こされた状態となる可能性があります。この状態を**敗血症**といいます。この感染症の原因となる細菌が特定できると、その細菌に対する治療効果がより高い抗生物質で治療をすることができます。

検査に用いるボトルは2本で1セット

　血液培養に使用するボトルは2本あります。1つは**好気性菌用ボトル**、もう1つは**嫌気性菌用ボトル**です。

　好気性菌とは、酸素がある環境のみで増殖する菌で、嫌気性菌とは、酸素がない状態で増殖する菌です。この2種類のボトルが1セットとなります。

血液培養検査は場所を変えて2セット採血

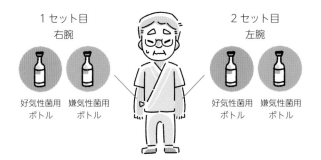

1セット目
右腕

好気性菌用
ボトル　嫌気性菌用
ボトル

2セット目
左腕

好気性菌用
ボトル　嫌気性菌用
ボトル

1セット目に右腕から採血したら、2セット目は左腕からといった具合に、1セット目と2セット目は別の場所から採血します。ボトルは1セットにつき2本使用します。

2セット採取するのは、病原菌の検出率を高めるため

　血液培養のボトルは**2セット採取**します。1セットがボトル2本なので、合計4本に血液を採取することになります。1セットだけだと、病原菌なのか、採取するときに誤って入ってしまった菌なのか判別が難しくなってしまいます。

　そのため、もう1セット、別の部位から採血することで、病原菌の検出率を高めることができます。

　採取するときに誤って菌が混入しないように、検体を採取するときは皮膚の消毒を徹底する、手袋は滅菌手袋を使うなど、**清潔操作がとても重要**になります。

★Shiki's Point
血液培養検査のタイミング

　血液培養を取るタイミングは、抗菌薬を投与する前です。先に抗菌薬を投与してしまうと、菌が反応して消失してしまった場合、原因菌を特定できない可能性が出てきてしまいます。「血液培養検査の次は抗菌薬投与」という指示はよくあるため、この指示通りに、順番を間違えないように気をつけましょう。

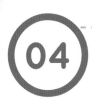

04 X線画像の基礎知識

今日、患者さんがX線画像検査を受けたのですが、確認したほうがいいですか？

そうですね。X線画像検査で得られた情報をすぐに医師へ報告しなければならない場合もありますし、アセスメントにも役立ちますよ。

X線画像を読むのは医師だけだと思っていました……。読み方のコツを知りたいです！

X線画像検査（レントゲン）で疾患の有無や程度がわかる

　X線画像検査は、身体を通過したX線を検出器で受け取り、画像化する検査です。X線画像から、各臓器に異常はないかなど、疾患の有無や程度を調べることができます。

　X線画像はX線が通過するものは黒く、遮るものは白く写します。空気はX線が通過しやすいので黒色、骨や水はX線の多くを吸収するので白くなります。

それぞれのX線検査で何を見ているの？

　胸部X線検査は、肺陰影や心拡大、胸水などの所見から、呼吸器疾患、循環器疾患の診断や治療の経過を見るために行われる検査です。また、気管挿管チューブや胃管、CVカテーテルが正しい位置に挿入されているかを確認する場合にも使用します。

　肺は空気を含むので、通常は黒く写ります。これに対して肺炎の場合は、炎症によって肺実質や肺胞内に水がにじみ出るなどして白く写ります。胸水の場合も水なので同様に白く写ります。

　腹部X線検査は、腸閉塞や腹水、異常なガスの分布などの所見から、腹腔内の疾患の診断や治療の経過を見るために行われる検査です。また、異物を確認する場合や、

X線画像の検出器

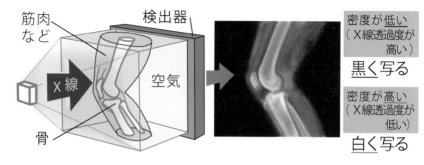

筋肉など

検出器

X線

空気

骨

密度が<u>低い</u>（X線透過度が高い）
<u>黒く写る</u>

密度が<u>高い</u>（X線透過度が低い）
<u>白く写る</u>

X線画像検査は造影剤を使用しない単純X線撮影と、造影剤を使用する造影X線撮影の2種類があります（造影剤の注意点は99ページ）。

腹部手術の際にドレーンの留置を行った場合は、ドレーンの位置の確認の際に腹部X線検査を行います。

　上部消化管X線検査は、食道や胃、十二指腸などを詳細に観察する検査です。げっぷをすると胃の中の空気が出て正確な検査ができないため、検査中は我慢するよう患者さんに伝えます。画像の濃淡を鮮明にするためバリウムを内服しますが、バリウムは体内で吸収されないため、腸閉塞などを引き起こす恐れがあります。検査前の禁飲食を守るように指導することも大切です。検査終了後は下剤と多めの水分を摂取し、便秘を予防するよう伝えましょう。

★ Shiki's Point

X線撮影時の注意点

　X線撮影のときに異物が写ると正しい所見が得られないため、ヘアピンやネックレスといった装飾品、ボタンがついている服、ベルトや湿布などは、患者さんに取り外してもらうように伝える必要があります。また、X線は胎児への影響も懸念されるため、検査前に妊娠の有無を確認することが大切です。

05 CT 画像の基礎知識

患者さんが撮影するたびに毎回確認していたら、X 線画像検査は少しずつ見方がわかってきました！　でも CT は全然わかりません……。

CT は情報が多いぶん、何を見ればいいかの判断がとても難しいです。ですが、読めるようになると病態の理解が深まるので、事前知識として CT 検査の基礎を一緒に勉強しましょうね。

はい！　基礎知識を学んだらいろんな患者さんの CT 検査の画像を見て、コツコツ積み重ねていきます！

CT 検査でわかることは？

CT 検査は、観察したい身体の部位に向けて 360°の全方位から X 線を照射し、これにより身体の断面画像を見ることができるようにする検査です。

X 線画像検査と同じ X 線を照射しますが、X 線画像検査は一方向から X 線を照射して、身体の中を 2 次元的な画像にしました。これに対して CT 検査は、一方向からだけでなく身体の周囲全体に照射するので、3 次元的に身体の画像を撮ることができ、X 線画像検査よりくわしく病態を見ることができます。

頭部 CT 検査では、脳梗塞や脳出血、頭部外傷などの状態を把握することができます。短時間で結果がわかるため、急性期の病変を疑う際には有用な検査となっています。

腹部 CT 検査は、肝臓、膵臓、腎臓、消化管、大動脈といった腹部の臓器や組織が対象となります。腫瘍や外傷、腹水などの病変をくわしく見ることができます。

造影 CT 検査は、ヨード造影剤を静脈から注入して撮影します。画像にコントラストがつくため、単純 CT 検査では写りにくい病変が、造影剤によって明瞭に写るといったメリットがあります。

胸部造影 CT 検査は、おもに大動脈解離や肺血栓塞栓症などの血管の病変を確認す

CT の撮り方

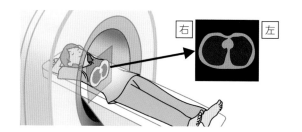

右　左

CT 画像は患者さんが仰臥位になったときの断面を足側から見上げる形で写ります。

る場合に使用され、**腹部造影 CT 検査**は、腹腔内の感染症（虫垂炎や憩室炎など）や腹部の腫瘍、腹部大動脈瘤などが疑われる際に使用されます。

 ## 造影剤を使用するときの注意点

　造影剤はアレルギーが起こる可能性があるため、事前に造影剤のアレルギーの有無や喘息の既往を確認します。そして、**腎機能が低下している場合**は、腎障害が悪化するリスクがあるため、医師への確認が必要です（84 ページ）。

　なお、**ビグアナイド系糖尿病用薬**と検査に使うヨード造影剤は、乳酸アシドーシスという重篤な副作用があるため、併用注意となっています。該当する薬がないか、必ずチェックしましょう。

★ Shiki's Point
CT 撮影時の注意点

　X 線を使用するため、X 線画像検査と同様に、金属などの異物は取り外し、妊娠の有無を確認しましょう。また、ペースメーカーや埋め込み型除細動器は、X 線照射により機器に影響がおよぶ可能性があるので、医師に報告しましょう。腹部 CT を取る際に、食事制限の有無を医師に確認することも大事です。

06 MRI 画像の基礎知識

CT に加えて、MRI 画像も勉強しようと思うと難しいですね。

そうですね。1 人で判断するには知識も経験も必要なので、まずは基本的なことと MRI を撮影する際の注意点から確認していきましょう。

MRI 室は 24 時間磁場が発生していますもんね。患者さんと MRI 室に行くことがよくあるので、しっかりと注意点を勉強します！

MRI 検査でわかることは？

MRI 検査は、強い磁場の中で、身体に電磁波を与えて身体の状態を画像にする検査です。X 線画像検査や CT 検査とは違って、X 線は使用しません。

MRI には撮影方法がいくつかあり、強調したいものによって白く写るものや黒く写るものが異なります。

たとえば、MRI 画像でよく行う撮像である T1 強調画像は水分以外を強調する画像で、脂肪成分や出血などが白く写ります。一方、T2 強調画像は水分を強調し、水分が白く写ります。

MRI 検査は、体内のあらゆる部分に使用されます。

頭部 MRI 検査では、脳腫瘍、脳梗塞、脳出血などの病変の有無を調べることができ、**胸部 MRI 検査**では、心臓や気管、大動脈などの病変の評価ができます。

腹部 MRI 検査では、膵臓、直腸、腎臓の病変や子宮・卵巣の疾患などを確認することができます。

また、CT 検査では確認しにくい脊髄の病変も確認することができます。骨盤内や乳腺疾患、腫瘍性病変の評価に造影剤を使用した MRI 検査を行うこともあります。

検査室に持ち込めないもの

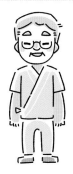

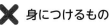 **身につけるもの** ←｜ ヘアピン、めがね、義歯、アクセサリー、金具のついた衣類、補聴器、金属粉が含まれるアイシャドウやマスカラ　など

 **小物類** ←｜ 時計、携帯電話、鍵、ライター、ボールペン、ハサミ、キャッシュカードなどの磁気カード　など

✖ **医療器材** ←｜ 酸素ボンベ、点滴台、車椅子、輸液ポンプ、シリンジポンプ、金属を含む貼付薬　など

金属を含むマスカラや貼付薬は火傷の恐れがあります。

🍀 MRI のメリット・デメリットを知ろう！

　CT と異なり X 線の被曝がないため、**人体への影響が少ないことが大きなメリット**です。また、脳や骨盤内などの CT では得られにくい情報も、くわしく得ることができます。造影剤を使用せずに血管の評価をすることもできます。

　一方で MRI 検査は、CT 検査に比べて撮影に時間がかかります。また、MRI を撮影しているときは、画像を得るために磁場を変化させるのですが、その際に装置そのものから大きな音が発生します。撮影する場所は閉鎖的な空間であるため、閉所恐怖症の患者さんには実施が困難な場合があります。体動が多い場合も撮影が難しいです。

　MRI 検査にはこのような特徴があるので、撮影前に患者さんが不安を抱いているようであれば軽減できるように、不安や疑問を解決しておきましょう。

★ Shiki's Point
MRI 撮影時の注意点

MRI は磁気が発生するため、検査に影響をおよぼさないように磁力に影響を受けるものは除去します。特に酸素ボンベは重量があり、強い力で引き寄せられると事故につながる危険性があります。また、体内にペースメーカーなどの体内電子装置がある場合、誤作動を起こす可能性があるため、必ず医師に確認しましょう。

休息も大切に

　看護師1年目は勉強しなくてはならないことが多かったり、仕事中の出来事を考えてしまったりするなど、家に帰ってもなかなか気が休まらないこともあると思います。入職したてのころは特に、新しい環境・慣れない職場で疲れがたまりやすい時期でもあります。

　そんなときこそ、**自分が「楽しいなぁ」と思う時間の使い方**を意識してみてください。

　私が新人看護師だったときは、「やらなきゃ、やらなきゃ」と思いつつ、帰宅すると疲れて寝てしまい、目が覚めて「今日も何もできなかった……」と落ち込む日々を繰り返していました。

　そんなとき、大学時代の友だちに「気分転換しよう！」と誘われ、おいしいものをたくさん食べました。すると、疲れ切っていた心が活気を取り戻したことを実感。**休息は大事**だと心から思いました。

　みなさんの好きなことは何ですか？　私は読書（小説も漫画も好きです！）をしたり映画を観たりして過ごす時間が好きです。特に映画館に行くと、仕事で悩んでいることを忘れて映画の世界観に没頭できるので、1年目のときはよく映画館に行って気分転換をしていました。

　勉強時間に関しては、家だとダラダラしてしまうので、職場からそのままカフェに向かい、勉強するというルールをつくっていました。夜のカフェは混雑せず、周りも1人で勉強している人が多かったので、「私も頑張ろう」と励まされていましたね。

　仕事のあと、やるべきこともあるとは思いますが、そればかりだと疲れてしまうので、**仕事のことは忘れて、自分が心地よいひとときを過ごしてくださいね。**

第 **7** 章

心電図の読み方を知ろう

第7章では、心電図の基礎知識についてご紹介します。不整脈の種類によってはすぐに対応が必要な場合もあります。心電図の理解が深まるように、基本的な知識から代表的な波形とその対応までをわかりやすくまとめたので、一緒に勉強しましょう！

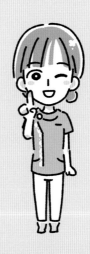

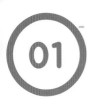

01 心臓の基礎知識

今日は一緒に心電図を確認してみましょう。心電図の勉強はどうですか？

全然ダメです。難しすぎて何から勉強したらいいかわかりません……。

いきなり波形を読もうとすると難しく感じると思いますよ。まずは、心電図に必要な心臓の基礎知識から一緒に確認していきましょうね。

心電図の勉強は心臓の理解から始めよう！

　心電図を理解するためには、**心臓のことを理解すると考えやすくなります**。ですので、最初に心臓の構造と働きを勉強していきましょう！

　心臓には全身に血液を送り出す**「ポンプ」**の役割があります。血液は、全身のすみずみまで酸素や栄養分を送り出す働きをしているので、私たちが生きるうえで、心臓のポンプが正常に働くことはとても大切なのです。

　一定の時間に心臓が拍動した回数を心拍数（HR）といい、通常は**1分間に60～100回**拍動します。

　心臓の内部は4つの部屋（右心房、右心室、左心房、左心室）に分かれていて、左心室は全身に血液を送り出すため、右心室と比べると厚みが3倍になっています。血液の逆流を防ぐために4つの弁（三尖弁、肺動脈弁、僧帽弁、大動脈弁）があり、血液の流れは、**心臓→全身→心臓という体循環**と**心臓→肺→心臓の肺循環**の2経路です。右ページの図の青い矢印は全身から集められた血液（静脈血）、赤い矢印は肺で酸素を蓄えた血液（動脈血）を示しています。

　心電図の勉強をするときは、**「心臓のどこで何が起きているか」**に着目しましょう。

心臓の構造と刺激伝導系

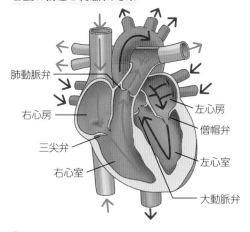

肺動脈弁

右心房

三尖弁

右心室

左心房

僧帽弁

左心室

大動脈弁

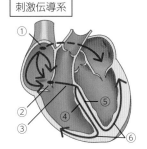

刺激伝導系

① 洞結節　④ 右脚
② 房室結節　⑤ 左脚
③ ヒス束　⑥ プルキンエ線維

 心臓ってどうやって動くの？

　では、心臓はどうやって動くのでしょうか。実は、心臓は**電気刺激**によって収縮します。

　通常の筋肉は自分で動かすことができますが、心臓の大部分を占める筋肉である心筋は、意識的には動かせません。しかし、自動能という特殊な働きがあり、心臓の洞結節から電気刺激が生まれ、それが心臓の全体に伝わることで、心臓は規則正しく収縮を繰り返します。この電気刺激が通る電気の通り道を**刺激伝導系**といいます。電気刺激は「**洞結節→房室結節→ヒス束→右脚・左脚→プルキンエ線維**」という順に伝わっていきます。

　この電気の流れに異常が生じ、心臓の拍動が乱れる病気を**不整脈**といいます。不整脈については、112ページからくわしく解説していきますね。

 Shiki's Point
心電図の勉強の第一歩

　心電図を読むためには、心臓の動きや血液の流れを常に考えましょう。そうすることで、異常な波形が出現したときに、患者さんにどのような症状が起こりうるかを想像できます。つい波形を読むことに意識が向きがちですが、心臓の状態を考え患者さんの様子を予測することで、どう対応すればいいかがわかるようになりますよ。

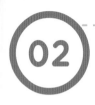

02 心臓の動きと心電図の関係

心臓の働きについて理解できました！　ここからいよいよ心電図の波形ですね！

理解できると勉強も楽しくなりますよね。では一緒に、104ページで学んだ心臓の動きと、心電図の関係について見ていきましょう！

心電図を読めるようになりたいので、頑張ります！

🍀 心筋細胞のエネルギー放出で心臓が収縮する

105ページで心臓の電気の通り道を確認したので、ここでは電気刺激が通ると心臓はどう動くのかを説明します。

心臓を動かしているのは、心臓の筋肉細胞である心筋細胞です。電気刺激は、この心筋細胞が持っているエネルギーを放出させます。これが**「興奮」**です。そしてエネルギーが放出されると心臓は**「収縮」**します。

電気刺激は刺激伝導系を通るため、心筋細胞はこの流れで刺激を受けます。つまり、最初に心房で興奮が起こり→心房は収縮し→心房の血液は心臓に流れます。続いて心室で興奮が起こり→心室が収縮し→全身に血液が送り出されます。このことを理解しておきましょう。

電気刺激のイメージ

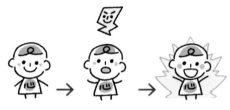

| 心筋細胞 | 電気刺激 | エネルギー放出、心室を収縮 |

心電図の基本的な波形

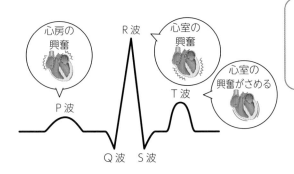

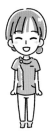

波形を理解するためには、刺激伝導系に対応させながら覚えると理解しやすいですよ

 ## 心臓の動きと心電図の関係を知ろう

心電図とは、**心臓の電気的活動を調べる検査**です。心電図の波形を確認するときは、おもにP波、QRS波、T波を見ていきましょう。

P波は心房の興奮を表しています。電気刺激は洞結節から発生し、房室結節に向かいながら心房の心筋細胞を興奮させます。

QRS波は心室の興奮を表しています。電気刺激はヒス束→右脚・左脚→プルキンエ線維と一気に伝わり、心室の心筋細胞を興奮させます。

T波は心室の興奮がさめる過程です。心房の興奮がさめる過程は、QRS波に隠れて見えなくなっています。

 1895年に世界初の実用的な心電図を発明したオランダのアイントホーフェンさんは、「心電図のメカニズムの発見」の功績をたたえられて、ノーベル賞をとりました。

 ★ Shiki's Point
心電図検査の種類

代表的な心電図検査をご紹介します。病棟で一番使うのは「モニター心電図」です。患者さんに電極を装着し、モニターで不整脈がないか観察します。ほかには、モニター心電図より心臓の状態がくわしくわかる「12誘導心電図」、日常生活をしながら長時間心電図を記録する「ホルター心電図」などがあり、目的に応じて選択されます。

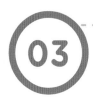

03 記録用紙の読み方

やっと心電図波形の意味がわかりました！

波形の読み方に入る前に、ここで心電図の波形を読むときに使用する記録用紙について説明しますね。

心電図モニターから波形を印刷すると出てくる記録用紙のことですね！

記録用紙はこうやって読む！

　心電図の記録用紙は、1mm 幅に細い線が引かれていて、5mm 幅では太い線が引かれています。横軸が時間、縦軸が電位を表しており、**横軸の 1mm は 0.04 秒、5mm は 0.2 秒**です。縦軸の **1mm は 0.1mV** です。たとえば QRS 波の幅が大きいと思ったら、記録用紙のマスを計測し、幅がどのくらいかを確認しましょう。それがわかれば異常が判断できます。

　記録用紙から心拍数を求めることもできます。心拍数は 1 分間に心臓が拍動する回数です。これは 1 分間に心室が収縮する回数と考えることができます。心室の興奮・収縮は QRS 波で表されているので、1 分間に収縮する回数は QRS 波から次の QRS 波までの時間から推定することができます。

　QRS 波の中で一番わかりやすいのは R 波です。そのため、1 分間に R 波と次の R 波の間隔（RR 間隔）が何回あるかを計算することによって、心拍数を算出することができます。

　記録用紙は 0.04 秒が 1mm なので、60 秒は 1,500mm です。1,500mm の中にいくつ RR 間隔があるかというのは 1,500（mm）÷RR 間隔（mm）で求めることがで

心電図の記録用紙

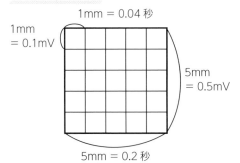

1mm = 0.04 秒

1mm
= 0.1mV

5mm
= 0.5mV

5mm = 0.2 秒

【縦の長さ】
電位は 1mV ＝ 10mm で記録される
ため、1mm ＝ 0.1mV となる
【横の長さ】
記録用紙の送られる速さが 1 秒間に
25mm なので、1mm ＝ 0.04 秒となる

ディバイダーの使い方

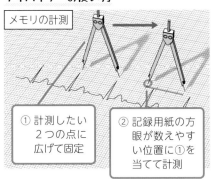

メモリの計測

① 計測したい
2 つの点に
広げて固定

② 記録用紙の方
眼が数えやす
い位置に①を
当てて計測

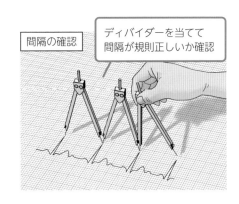

間隔の確認

ディバイダーを当てて
間隔が規則正しいか確認

きます。よって心拍数＝ 1,500（mm）÷RR 間隔（mm）という計算式が成り立ちます。

 マスが小さくて読み取りづらいときは「ディバイダー」を使ってみましょう！
メモリの計測や間隔の確認がやりやすくなります（図版）。

 ★ Shiki's Point
心電図を読むときに大切なこと

　心電図の勉強をするときは、波形を判読することに意識が向きがちですが、大切な
のはそのあとの対応です。場合によっては命に関わる波形もあるので、波形を読ん
だあと「そのまま経過観察」でいいのか、「すぐに患者さんのもとへ行かなければな
らない」のか必ず判断します。わからない場合はすぐに先輩に報告しましょう。

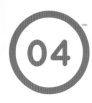

04 正常な波形：洞調律

では、最初に正常な心電図の波形から見ていきましょう！

洞調律の波形ですね。

その通りです！　まずは正常な心電図の波形の特徴を理解しましょう。

🍀 基本となる正常な波形を知っておこう

　洞調律とは、規則正しいリズムで洞結節から発生した電気刺激により、心房、心室が規則正しく興奮・収縮した状態です。つまり、**正常な心電図の波形**となります。

　心電図の波形をこの洞調律の波形と比較することで、異常の有無や異常のある箇所を見つけることができます。では、正常かどうか判断するポイントを解説していきますね。

　まず、**心拍数は 60 〜 100 回/分**かどうかを確認します。60 回/分より少ない場合は徐脈、100 回/分より多い場合は頻脈となります。

　続いて、**R 波と次の R 波の間隔が一定であるか**を調べます。一定であればリズムが規則的であることがわかります。リズムが不規則な場合は、何らかの原因で不整脈となっています。また、リズムが規則的であっても速すぎる場合、もしくは遅すぎる場合は注意が必要です。

　次に **P 波、QRS 波、T 波が見られるか**を確認します。それぞれが見られない場合は、何らかの異常が発生していると考えられます。

　そして、**ST 波が基線上にあるか**を確認します。基線とは心臓のどの部分も興奮し

洞調律（正常な心電図の波形）

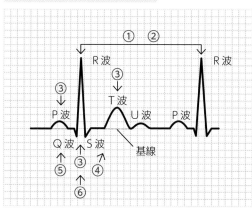

① 心拍数は 60 〜 100 回/分
② R 波と次の R 波の間隔が一定であること
③ P 波、QRS 波、T 波が見られること
④ ST 波が基線上にあること
⑤ P 波の幅が 0.06 〜 0.10 秒
⑥ QRS 波の幅が 0.06 〜 0.10 秒

 右に書かれている①〜⑥のポイントをしっかりと押さえて、正常な心臓の波形について理解しましょう！

ていないことを表す線です。ST 波が上昇もしくは下降している場合は、狭心症や心筋梗塞などの危険があります。

また、波の幅が基準値の範囲内かどうかも大切です。**P 波の幅が 0.06 〜 0.10 秒**か、**QRS 波の幅が 0.06 〜 0.10 秒**かということも確認しましょう。

以上が心電図の波形を見るうえでのポイントです。これらと違っているところがあれば、何らかの異常が起こっている可能性が高いです。次ページからは、異常の波形などについて解説していきますので、比較して覚えていきましょう。

 ★ Shiki's Point
いろいろな波形を読んでみよう

心電図の波形は人によって異なるため、すぐに読めるようになるのはなかなか難しいです。心電図を理解するために大切なことは、いろんな患者さんの波形を見ることだと思います。正常な波形と比較し、異常がある場合はどこが異常か確認することを繰り返していくと見る目が養われ、心電図を判読する精度が上がっていきます！

05 異常な波形①：心房細動

正常な波形の特徴をつかめるようになりました！

その調子です！　１つひとつ正常な波形と比べると、異常に気づけるようになりますよ。ではここから、注意したい不整脈について確認していきましょう。まずは心房細動です。

心房細動は循環器病棟でよく見るので、特徴をつかみたいと思います！

心房細動はP波がなく、f波が現れる

　心房細動は**頻脈性不整脈**の１つです。通常、電気刺激は洞結節から発生しますが、心房細動の場合は、心房のあちこちでバラバラに電気刺激が発生します。そのため、心房の心筋細胞が通常通り興奮できない状態になります。

　よって、心電図の波形では正常な心房の興奮を表す**P波は出現しません**。心房細動はバラバラに興奮しているため、特徴的な波形として**f波（細動波）**が現れます。また、心室に電気刺激が伝わるのも不規則であるため、**QRS波の間隔は不規則**になります。

心房細動には３つの種類がある

　心房細動は持続期間によって３種類に分類されます。発症後１週間以内に自然に洞調律に戻る心房細動を**「発作性心房細動」**、発症後１週間以上続く心房細動を**「持続性心房細動」**、薬剤や電気的除細動で停止できない心房細動を**「永続性心房細動」**といいます。発作性心房細動は動悸や胸痛、胸部不快感、めまいなどの症状を訴えることがありますが、持続性心房細動や永続性心房細動は自覚症状がないことが多いです。

心房細動の波形

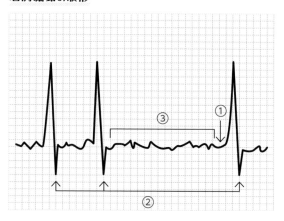

① P 波がない
② R 波と次の R 波の間隔が不規則
③ f 波（細動波）が見られる

 ### 心房細動は頻脈や徐脈に注意！

　通常は心房から心室へ血液が流れ、心室から全身に血液が送り出されます。しかし、心房細動では、心房が小刻みに震えるため、心室へうまく血液を送り出すことができず、全身に十分な血液が送り出せなくなります。そのため、循環動態が不安定になるリスクがあります。

　また、心房で血液が滞ってしまい、血栓ができやすくなります。脳梗塞などの塞栓症を予防するためには、抗凝固薬が用いられます。

　すぐにドクターコールが必要な状態は、**頻脈や徐脈を伴う場合**です。頻脈性心房細動が続くと心拍出量が減少し、心不全を起こしてしまう可能性があります。また、徐脈性心房細動が続くと、脳血流の低下によってめまいや失神が起こる可能性があります。ペースメーカーを検討する場合もあり、いずれも迅速に対処しなければなりません。

 ★ Shiki's Point
心房細動の略語を覚えよう

心房細動をそのまま「心房細動」と呼ぶ人もいれば「AF」と呼ぶ人もいます。不整脈はこのように略語で呼ぶ人も多いので、略語を理解するポイントをご紹介しますね。「AF」は Atrial Fibrillation の頭文字をとった形です。Atrial は「心房の」という意味を持つ形容詞なので、略語で A があったら心房に関係する不整脈です。

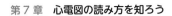

06 異常な波形②：
心室期外収縮

四季さん、心室性期外収縮って、もしかしていろんなパターンがありますか？

そうなんです。パターンによって緊急度も変わるので、１つひとつ見ていきましょうね。

たしか危険な不整脈もあったと思うので、しっかり理解したいと思います！

心室性期外収縮は P 波がなく、QRS 波の形が異なる

　心室性期外収縮は、洞調律より早いタイミングで心室から異常な興奮が起こるため、心室が早期に収縮します。心室の興奮が先に起こるため、**P 波がありません**。また、刺激が本来とは違う場所から出るため、**QRS 波の幅は広くなります**。

重症度判定のスケール

　重症度を判定するために、心室性期外収縮の出現数や出現様式によって危険性を評価した Lown 分類というスケールがあります。Grade が高いほど重症度が高く、致死的不整脈に移行しやすいとされています。ただし、患者さんの基礎疾患などによっても重症度は異なります。

Lown 分類

Grade		特徴
0		心室期外収縮なし
1		散発性（30 個/時間未満）
2		多発性（30 個/時間以上）
3		多形性（心室の異なる 2 か所以上から異常な刺激が発生）
4	a	2 連発
	b	3 連発以上
5		R on T

心室期外収縮の波形

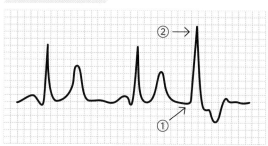

① P 波がない
② QRS 波の幅が 0.12 秒以上

Grade 3
多形性：期外収縮の波形が複数ある

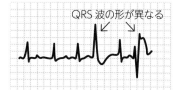

QRS 波の形が異なる

Grade 5
R on T：連結期が短いもの

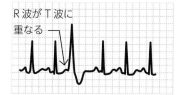

R 波が T 波に
重なる

 ## 心室性期外収縮は連発と R on T が要注意

　心室性期外収縮が連発した場合、血液はほとんど心臓から拍出されなくなります。
3 発以上続くと心室頻拍と名称が変わり、命にかかわる不整脈となります（116 ペー
ジ）。R on T も重篤な不整脈に移行しやすくなります。発見したらすぐにドクターコー
ルをしましょう。

 ★ Shiki's Point
特に注意したい危険な波形「R on T」

R on T は危険な不整脈で、波形は、前の T 波に QRS 波が重なる形です。T 波は心
室の興奮からの回復を表しているため、心室が回復しようとしているところに、新
たに刺激が伝わっていることになります。そうなるとうまく心室収縮できなくなり、
致死的不整脈である心室頻拍や心室細動が引き起こされやすくなります。

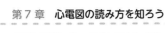

07 異常な波形③：心室頻拍・心室細動

 心室頻拍と心室細動は危険な不整脈ってよく聞きます。

この2つは絶対に押さえておきたい不整脈ですね。

 やっぱり……！　しっかり見分けられるようになりたいです！

 ## 心室頻拍はP波がなく、QRS波の幅が通常より広い

　心室頻拍（VT）は、心室で異常な電気刺激が発生し、異常な興奮を繰り返して旋回してしまいます。そのため、心室は不規則に収縮し、心房と心室の動きがバラバラになってしまうのです。

　そのため、**QRS波に先行するP波は見られず、QRS波の幅は通常より広い**です。

　心拍数は100回/分以上であり、心室に十分に血液がたまらないまま心臓が収縮するので、血液を全身に送り出せなくなってしまいます。この状態では循環動態は保たれません。血液は体内に必要な酸素や栄養分を運ぶ役割があるため、身体の酸素量も低下してしまいます。そのまま放置してしまうと心室細動（VF）に移行する危険性があるため、すぐに対応しなければいけません。

 ## 心室細動はP波もQRS波もT波もない

　心室細動は、心室内のあらゆるところから異常な電気刺激が発生し、バラバラに興奮を繰り返して震えている状態です。そのため心臓は収縮できず、**心臓がポンプとして機能できない状態**です。

心室頻拍の波形と心室細動の波形

心室頻拍の波形

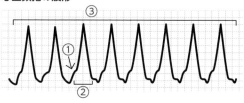

① QRS に先行する P 波がない
② QRS 波の幅が広い
③ 心拍数（HR）が 100 回/分以上

心室細動の波形

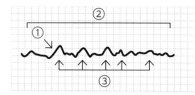

① P 波、QRS 波、T 波がない
② 基線が揺れている
③ さまざまな波形がある

P 波も QRS 波も T 波も確認できません。基線も不規則に揺れています。これは身体にとって、とても危険な状態です。

 ## 命に関わる状態！　応援を呼び、すぐに対応を

対応として、発見次第大きな声で周りのスタッフに「VT（VF）です」と声をかけましょう。そのうえで急いで患者さんのベッドサイドへ向かい、医師にもすぐに報告します。そして、患者さんの全身状態を確認し、すぐに心肺蘇生法（CPR）を開始します。それぞれ除細動器や救急カートの準備など役割を分担し、速やかに行動しなければいけません（168 ページ）。

 ★Shiki's Point
心室頻拍・心室細動の略語

心室頻拍・心室細動はそれぞれ「VT」「VF」と呼ぶことが多いです。VT は「心室頻拍」の英語 Ventricular Tachycardia の頭文字、VF は「心室細動」の英語 Ventricular Fibrillation の頭文字をとった形です。Ventricular は「心室の」という意味を持つ形容詞なので、略語で V があったら心室に関係する不整脈の略語です。

看護師1年目は急性期病院で働いたほうがいい？

「最初に働く病院は、急性期病院がいい」というアドバイスを聞いたことはありませんか？　そういう話をよく聞きますし、私も最初の就職先を決めるときに、学校の先生にそういわれたことを覚えています。その影響か、よく「看護師1年目に急性期以外の病院で働くことはダメですか？」とご相談をいただきます。

　私は**「自分と相性のいい病院で働く」ことがベスト**だと思います。看護師1年目の勤務先として急性期病院を勧める理由は、おそらく根底に「刻々と状態が変化する患者さんの看護を通して学べることがたくさんある」という考え方があるからだと思います。しかし、急性期に限らず、どの職場でも学べることはたくさんありますし、そこで学んだ知識や習得した技術は、いろんな形でこれから役立ちますよ。

　また、急性期病院の忙しさがあっているという人もいれば、落ち着いて患者さんにじっくり向きあうほうがあっているという人もいます。今は病院以外にも、訪問看護など働き方はたくさんあります。あわないところで無理をして働き続けると、疲れてしまいます。

　もしかしたらこの先、ほかにも「こうあるべきだ」「○○ではダメだ」といわれることがあるかもしれません。しかし、**選択するのは自分**です。人の意見は参考にとどめて、自分が「こうしたい！」と思う働き方を大切にしてくださいね。

　看護実習のとき、行く先々の病棟で「雰囲気が違うな」と思ったのではないでしょうか。それと同じように、働く場所によって雰囲気は異なります。自分にあった場所が見つけられるといいですね。

第 **8** 章

感染対策を知ろう

第8章では、感染に対する知識についてご紹介します。病棟内で感染を広げないためにも、感染に対する知識は必須となっています。そのため、絶対に押さえておきたいポイントをわかりやすくまとめました。常に感染対策を意識して行動できるようになりましょう！

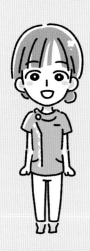

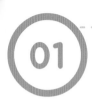

01 感染対策の基礎知識

看護師は患者さんに接する機会がとても多いので、感染を広めないように、感染予防を徹底する必要があります。

国試対策で勉強はしたんですが、仕事中にどう活かすか、まだあやふやです……。

では、感染に関する基礎知識から確認していきましょうね。

看護師が感染の媒介者にならないよう、細心の注意を！

　感染とは、何らかの原因でウイルスや細菌などの病原体が体内に侵入し、増殖することをいいます。

　看護師は多くの患者さんと接するため、**感染の媒介者とならないよう**徹底的に感染管理をしなくてはいけません。そのためには、感染症の特徴を押さえ、その特徴を理解し、効果的な感染対策を行う必要があります。

特に意識したい3つの感染経路

　感染を拡大させないためには、**感染経路を遮断すること**が大切です。特に意識したい3つの感染経路をご紹介しますね。

　1つ目は**空気感染**です。空気中の飛沫核を吸うことで感染します。飛沫核とは、感染者の咳やくしゃみで飛んだしぶき（飛沫）の水分が乾燥したものです。

　2つ目は**飛沫感染**です。感染者の病原体を含む飛沫を吸い込むことで感染します。

　3つ目は**接触感染**です。感染者や感染者が触れた物品に触れることで感染します。

バイオハザードマーク

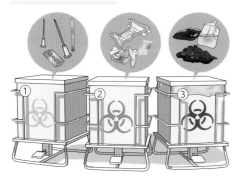

① **黄色：**
　注射、メス、アンプルなど
　鋭利なもの
② **橙色：**
　血液が付着したガーゼや包帯、
　輸血バッグなど固形状のもの
③ **赤色：**
　血液・体液など液状・泥状のもの

 バイオハザードマークは3種類。
感染性廃棄物の種類によって色分けされています！

🍀 感染性廃棄物の取り扱いを覚えておこう

　感染性廃棄物とは、感染の恐れがある病原体が含まれている、もしくは付着している廃棄物や、感染の恐れがある廃棄物のことをいいます。

　感染性廃棄物を入れる容器にはバイオハザードマークが表示されており、感染性廃棄物の種類によって、それぞれ色分けされています。

　黄色のバイオハザードマークは、注射針や使用済みのアンプルなど鋭利なものに対応しているため、感染性廃棄物を入れる容器はプラスチックのものとなっています。橙色のバイオハザードマークは、血液が付着したガーゼ、輸血で使用した血液バッグなど固形物に対応しています。赤色のバイオハザードマークは、血液など液体または泥状の感染性廃棄物に対応しています。

 ★ Shiki's Point
感染症に関する情報共有

感染症のある患者さんが入院したときは、すべてのスタッフが適切な感染対策を行えるように、病室やネームプレートにマークが掲示されています。患者さんのお部屋へ入室する前に、必ず確認してくださいね。そして、感染経路に応じて適切な個人防護具の選択などができるように、対応を勉強することが大切です。

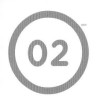

02 標準予防策（スタンダードプリコーション）

 突然ですが、質問です。感染の有無にかかわらず、感染のリスクがあるとみなすものはなんでしょう？

国試で勉強した気がします！　ええっと……。

 正解は「汗を除く、すべての湿性生体物質」です。標準予防策はすべての感染対策の基本となるので、くわしく解説しますね。

感染症があるという前提で行動！

　標準予防策（スタンダードプリコーション）は、**「汗を除く、すべての湿性生体物質には感染リスクがある」とみなして行動する**という考え方です。

　湿性生体物質とは、血液などの体液、汗を除く分泌物、排泄物、傷のある皮膚、粘膜などです。これらを扱う場合は、手袋やマスク、ガウンといった個人防護具を着用し、適切に手指衛生を行います。

　標準予防策は、すべての患者さんに適用されます。感染経路に応じた予防策は、感染力が強く、標準予防策のみでは不十分な病原体に対して追加される対策です。わかりやすいように右ページの図にまとめました。

　なぜ、感染症ではない患者さんにも標準予防策が適応されるかというと、すべての患者さんが感染症の検査を受けているわけではないからです。また、検査した場合でも、潜伏期間は陽性反応が出ない場合もあります。

　そのため、知らないうちに感染を広めないためにも、**感染症があるという前提で行動する**必要があるのです。

感染対策

患者さんのタイプ	適用する予防策
一般の患者さん	標準予防策
特定の感染症が疑われる患者さん	標準予防策 ＋ 感染経路別予防策

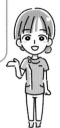

基本的に、標準予防策はすべての患者さんに適用され、感染症疑いのある患者さんは、さらに感染経路別予防策が適用されます

個人防護具は正しく使おう

感染から自分を守るためには、個人防護具を正しく使用する必要があります。

まず、**サージカルマスク**は、看護師の咳やくしゃみなどから患者さんに病原菌を伝播させないため、また、患者さんの飛沫など感染性物質から自身を守るために使用します。鼻の部分の針金は鼻の形にあわせ、鼻から口をしっかり覆いましょう。

手袋は、手指に病原体が付着するのを防ぐために使用します。箱からは使用する分だけ取り出し、ケアなどで汚れた場合は、すぐに交換しましょう。

ガウンは、吸引など、飛散する汗を除く湿性生体物質を処置する場合に使用します。使用後は表面が汚染されている可能性があるので、脱ぐ際は、触れないように気をつけましょう。

 Shiki's Point
患者さんのリネンの取り扱いについて

患者さんの寝衣やシーツが血液などで汚染されることは、よくあります。血液などの付着を確認したリネンの処理の方法については病棟でルールが決まっているので、確認しておきましょう。一般的には透明ビニール袋に入れて口を閉じ、日付と汚染理由をビニールに記載し、ほかのものと混ざらないように対応します。

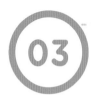

03 感染経路別予防策

明日、結核の患者さんが入院しますよ。

えっと……、たしか空気感染する病原体だったから……。

焦らなくて大丈夫ですよ。空気感染の場合の患者さんの病室など、一緒に準備していきましょうね。感染経路ごとの対応も、あわせて確認しちゃいましょう！

感染経路ごとに対応を変える！

　空気感染の場合、ウイルスなどが含まれた空気が外に出ないように、患者さんは**空気感染隔離室**に入ることになります。病室にある物品などに触れるときは、標準予防策に準じて感染対策を行います。

　入室するときは病原体を吸入しないように、**N95 マスク**を使用しましょう。N95 マスクは顔とマスクを密着させることが重要であるため、使用前にフィットテストが必要です。また、息苦しさから咳を誘発する恐れがあるので、患者さんに着用させてはいけません。

　飛沫感染の場合、病室は**個室**の使用、もしくは同一の感染症の患者さんは、**集団隔離**をすることもあります。集団隔離の場合は、**ベッド間は 1 m 以上あけ、カーテンを引きます**。理由は、飛沫がおよぶ範囲は 1 m 以内といわれているからです。

　病室の物品などに触れるときは、空気感染と同様に、標準予防策に準じます。入室時は、サージカルマスクを着用しましょう。

　接触感染の場合は、飛沫感染と同様に個室の利用もしくは集団隔離となります。病室に入る際は**手袋とガウンを着用**し、退室時には手袋とガウンを脱ぎます。

感染経路別のおもな疾患と対策

		空気感染	飛沫感染	接触感染
経路		・空気中を漂う粒子を吸い込むことによって感染	・病原体を含む飛沫を吸い込むことによって感染	・感染者との直接の接触や病原体の付着したドアノブなどのものに触れることにより感染
代表的疾患	予防策を行う	・結核 ・麻疹 ・水痘　など	・インフルエンザ ・マイコプラズマ肺炎など	・緑膿菌 ・MRSA ・ノロウイルス ・クロストリジオイデス・ディフィシル　など
対策		【患者さん】 ・空気感染隔離室（AIIR） 【個人防護具】 ・入室時にN95マスクの着用 【物品】 ・標準予防策に準ずる	【患者さん】 ・個室または集団隔離 ・複数床の場合はベッド間隔を1m以上とし、カーテンで仕切る 【個人防護具】 ・入室時にサージカルマスクの着用 【物品】 ・標準予防策に準ずる	【患者さん】 ・個室または集団隔離 【個人防護具】 ・入室時に手袋およびガウンの着用 ・退出時に手袋とガウンを外し、手指衛生 【物品】 ・聴診器、体温計、血圧計はその患者さん専用に ・患者さんが触れるテーブルやベッド柵などを消毒（1日1回以上）

　手指衛生を行うことも必須です。病室にある物品に触れるときは、手袋を使用します。体温計などの患者さんに使用する医療器具は、感染している患者さん専用のものを準備しましょう。

★ Shiki's Point
個人防護具の着脱の順番

　個人防護具は、着脱時に自分を汚染しないように、正しく着脱することが大切です。着るときは、手指衛生を行ってからガウン→マスク→手袋の順に行いましょう。手袋は直接多くのものに触れるため、汚染を防ぐために最後に着用します。脱ぐときは手袋→ガウン→マスク→手指衛生の順です。汚染が強いものから外します。

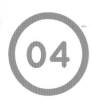

04 手指衛生

手を洗うときは、どこを意識していますか？

爪や指先などの汚れが落ちにくいところを意識して、まんべんなく洗っています！

ばっちりですね！　手指衛生は標準予防策の基本なので、もう知っているかもしれませんが、もう一度確認しましょうね。

手指衛生はなぜ必要？

　医療行為や看護ケアの多くは、手を介して行われるため、**手は感染の原因となる病原体に汚染されやすい状態**となっています。感染を引き起こさないためにも、看護師の手指衛生は医療現場において、感染予防の基本となります。

　手指衛生を適切なタイミングで行えば、効果的に感染予防を行うことができます。

　WHO が発表した「医療における手指衛生に関するガイドライン（2009）」**手指衛生の 5 つのタイミング**は、医療現場では必須の知識です。その 5 つのタイミングとは①患者さんに直接触れる前②清潔 / 無菌操作の前③体液に曝露された可能性がある場合④患者さんに触れたあと⑤患者さんの周辺の備品に触れたあと、です。右ページの図で紹介していますので、確認してください。

衛生学的手洗いの方法は？

　ケアや処置の前後に行う手洗いを**「衛生学的手洗い」**といいます。衛生学的手洗いには 2 種類あります。

　1 つ目の**目に見える汚染がない場合**は、速乾性アルコール消毒による手指消毒が第

手指衛生の5つのタイミング

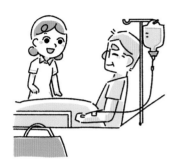

① **患者さんに直接触れる前**
　例）バイタルサインの測定前、入浴や清拭の前、
　　　移動などの介助の前など
② **清潔／無菌操作の前**
　例）膀胱留置カテーテル挿入前など
③ **体液に曝露された可能性がある場合**
　例）排泄ケアのあと、口腔ケアのあと、
　　　患者さんの検体を採取したあとなど
④ **患者さんに触れたあと**
　例）バイタルサインの測定後、入浴や清拭の
　　　あと、移動などの介助のあとなど
⑤ **患者さんの周辺の備品に触れたあと**
　例）シーツ交換のあと、ベッド柵を触ったあと、
　　　食事のセッティングのあとなど

一選択です。石けんと流水による手洗いよりも消毒効果が高いうえ、短い時間で行えることがその理由です。

　もう1つの**目に見える汚染がある場合**は、石けんと流水による手洗いを行います。また、速乾性アルコールにて消毒の効果が見られないクロストリジオイデス（クロストリジウム）・ディフィシル（129ページ）、ノロウイルスなどに対応した場合も、石けんと流水で手を洗います。

　速乾性アルコールは本当によく使うので、看護師は移動のときに1人1本所持する病院が多いです。

★Shiki's Point
手の清潔を維持するためには

手を清潔にするために、爪は短く保ちましょう。爪が長いと、病原体が付着しやすくなってしまうからです。また、手がぬれていると病原体が繁殖しやすくなるので、手は乾燥させます。ただ、手が荒れるとその部分に病原体が付着しやすいため、日ごろからハンドクリームを用いるなどして手荒れを予防することが大切です。

05 病棟で起こりやすい感染症

 感染対策をしっかり行っていても、どうしても病棟内で感染が起こる場合はあります。

この前、MRSA の患者さんに対応しました。

 MRSA は接触感染における対応策が大切ですね。ほかにも知っておきたい感染症があるので紹介しますね。

知っておきたい感染症①：MRSA

MRSA（メチシリン耐性黄色ブドウ球菌）は、病棟でよく確認する感染症の 1 つです。私たちの皮膚などどこにでも存在する菌であり、健康な人が保菌している分には問題ありません。しかし、免疫力が低下している場合は、肺炎や腹膜炎などを発症する場合があります。

問題なのは、MRSA は多くの抗菌薬において**薬剤耐性**があるということです。そのため、治療が難渋し、重篤な状態に陥る危険性があります。

知っておきたい感染症②：緑膿菌

緑膿菌は、手洗い場といった水まわりなど、生活環境に広く常在します。健康な人には悪さをしませんが、感染防御能力が低下している場合は肺炎などの感染症を引き起こします。

緑膿菌は MRSA と同様に**さまざまな薬剤に耐性があり、感染症が重症化**する恐れがあります。

知っておきたい感染症とその特徴

	菌のある場所	特徴	対策
MRSA	皮膚　など	・肺炎や腹膜炎など の原因になる ・薬剤耐性あり	・手指衛生の徹底 ・接触感染予防策を実施
緑膿菌	水まわり　など	・肺炎や敗血症など の原因になる ・薬剤耐性あり	・手洗い場・浴室など の湿潤環境を清掃し、 乾燥を維持する ・接触感染予防策を実施
クロストリジオイデス※・ ディフィシル感染症	腸内	下痢や腹痛の原因と なる	便を介しても感染する ため、接触感染対策を 徹底

※ 以前はクロストリジウムと呼ばれていましたが、2016 年に名称が変わりました

知っておきたい感染症③：クロストリジオイデス・ディフィシル感染症

　クロストリジオイデス（クロストリジウム）・ディフィシル感染症は、抗菌薬を使用し続けることで腸内の細菌叢が乱れ、細菌であるクロストリジオイデス・ディフィシルが増殖し、毒素を産生することで起こります。医療現場では英語の頭文字を取って「CD」と呼ばれることが多いです。

　毒素によって下痢や腹痛などの症状が起こります。そのため、病棟で長期間抗菌薬を使用していた患者さんが下痢になった場合は、便の検査を行います。

★Shiki's Point
ICT ラウンドを活用しよう

病院には、「ICT (Infection Control Team)」という感染対策チームがあり、メンバーは医師、看護師、薬剤師などさまざまな職種で成り立っています。院内で起こりうる多様な感染症から患者さんやその家族、スタッフを守るために活動しているので、感染対策について疑問があったら ICT ラウンドで相談しましょう！

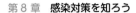

06 よく使用する 消毒薬の種類

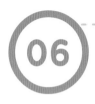　病棟にはいろいろな種類の消毒薬がありますよね。

それぞれ目的に応じて使うので、最初は混乱しますよね。よく使用するものを一緒に確認しましょうか！

　確認したいです！　どこから勉強しようか悩んでいたところでした！

さまざまなケースで使える「アルコール」

　アルコールは、医療従事者の**手指消毒**や患者さんの**皮膚の消毒**に使うので、看護師にとって一番馴染みのある消毒薬で、多くの病原微生物に効果があります。皮膚以外にも、患者さんの**環境整備**をするときや、**医療器具**にも使用できます。

　注意点は刺激性があるため、**粘膜や創部には使ってはいけません**。また、患者さんによっては、アルコールアレルギーがある方もいるので、その場合はアルコールを含まない消毒薬を使用します。

身体の消毒によく使う「ポビドンヨード」

　イソジン®といったほうがイメージしやすいかもしれないですね。茶色の消毒薬です。ポビドンヨードも強い殺菌効果があり、さまざまな細菌などに効果があります。アルコールと異なり刺激性が少ないため、**皮膚や創部、粘膜など身体の消毒によく使われます**。

　ポビドンヨードは、十分な効果が出るまで時間がかかるという特徴があります。そのため、乾燥するまでの**2分程度待つ**必要があります。

消毒薬とその特徴

一般名（商品名）	特徴と用法
ポビドンヨード （イソジン®）	・刺激性が少なく、さまざまな細菌に強い殺菌効果があるため、皮膚・創部・粘膜など、身体の消毒によく使われる ・十分な効果が出るまで2分程度待つ必要がある
エタノール	・皮膚・患者さんの環境整備・医療器具の消毒によく使われるが、刺激性が強いため、創部や粘膜には使用不可 ・アルコールアレルギーのある患者さんにも使用不可
次亜塩素酸ナトリウム	・経腸栄養に使用した物品などのモノの消毒に使用し、リネンや衣類などの消毒にも有効 ・皮膚などの身体の消毒には使用しない ・使用用途によって濃度や消毒時間が異なる
クロルヘキシジン グルコン酸塩液 （ヒビテン®）	・アナフィラキシーショック誘発の可能性があるため、粘膜への使用は不可
ベンザルコニウム塩化物 （オスバン®）	・皮膚、創部、粘膜の消毒に使用できるほか、医療器具の消毒にも使用される ・MRSAなどの一般細菌やカンジダなどの酵母様真菌などに有効

 ## モノに対して使う「次亜塩素酸ナトリウム」

次亜塩素酸ナトリウムは、皮膚の消毒ではなく、**モノに使う**ものです。

経腸栄養に使用した物品や哺乳瓶などの消毒に使用し、血液やノロウイルスの付着したリネンなどにも効果があります。**使用用途によって濃度や消毒時間が異なる**ので、適切な濃度、時間で使用することが大切です。

 ★Shiki's Point
皮膚を消毒するときの方法

皮膚を消毒する場合は、中心から外へ円を描くように消毒します。こうすることで中心部がもっとも清潔になります。傷口、または穿刺部に細菌類が入ってしまうと、血流感染が起こる可能性があります。感染対策を徹底するためにも、消毒はていねいに行いましょう。

\\ column //
教えて！ 四季さん

希望の診療科への配属が
叶わなかったとき

　病院へ就職するときに、希望の診療科を提出する機会があったと思いますが、いざ配属が発表されたとき、希望した診療科へ配属されなかったという方もいるのではないでしょうか。配属の決定には病院側の都合もあるので、仕方ないこととはいえ、希望が叶わないと落ち込んでしまいますよね。

　そういうときは、**「今は志望する診療科に向けての準備」**と考えると、少し楽になるかもしれません。

　8ページからの「看護師1年目の年間スケジュール」でも紹介したように、看護師1年目には、看護師に必要な知識や技術を学ぶ研修がいくつもあります。病棟では看護をするうえで必要とされる基礎的な業務に始まり、目標としている診療科で働くために必要なスキルを十分得ることができるのです。

　最初に希望の部署に配属されなくても、今後異動できる可能性はあるので、あきらめなくても大丈夫ですよ。それに、希望と違った場所だったとしても、働いているうちに「面白いな」と興味を持てたり、やりがいが見つかったりするかもしれません。

　経験を積むことで新たな発見もあると思いますし、そうした経験は、今後の看護師生活に絶対にプラスになります！

　最初の1年が看護師人生のすべてではありません。たとえ最初の配属で自分の希望が叶わなかったとしても、**自分が今後どういう道を歩みたいかを考えるための一歩**ととらえると、心が少し軽くなるかもしれませんよ。

第 **9** 章

薬剤の基礎知識を知ろう

第9章では、薬剤に関する基礎知識についてご紹介します。薬剤を投与する際は、薬の特徴や注意点などを理解することが大切です。また、静脈ルート確保のコツや簡単に滴下計算を行う方法についてもわかりやすくご紹介しています。本章を読めば、自信を持って実践できるようになりますよ！

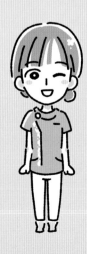

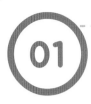

01 薬剤投与の基礎知識

今から患者さんの薬の準備をします。

では、6R を一緒にチェックしましょう！

お願いします！

薬の基礎知識をおさらいしよう

　薬は医師の指示のもと、**安全に投与することが大切**です。種類がたくさんあるので、最初に投与方法と薬の種類を確認していきましょう。作用や性質などから一番適切な投与方法が選択されます。イメージしやすいように右ページの図にまとめました。

　薬の投与方法は、大きく 3 種類に分けられます。口から飲む薬は**①内服薬**といい、錠剤やカプセル剤、粉薬、シロップなどがあります。OD 錠（口腔内崩壊錠）は口の中ですぐに溶けるので、水を一緒に飲まずに内服することができます。

　内服薬に含まれる徐放剤は、通常よりゆっくり薬の効果が現れる薬です。そのため、投与するときに粉砕したり患者さんが噛み砕いたりすると、急速に有効成分が吸収されてしまうため、注意が必要です。

　皮膚や粘膜などに直接塗ったり貼ったりする薬は、**②外用薬**といい、坐薬や点眼薬、軟膏などがあります。坐薬は肛門から挿入し、点眼薬は眼に投与するなど、薬によって投与方法が異なるので必ず確認しましょう。

　直接体内に注入するのは、**③注射薬**です。静脈注射、筋肉注射、皮下注射、皮内注射、点滴といった投与方法があります。くわしくは 138 ページ以降で説明しますね。

薬の種類と投与方法

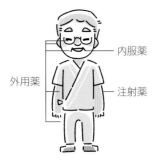

内服薬

外用薬

注射薬

	内服薬	外用薬	注射薬
投与方法	口から飲む	皮膚や粘膜に塗る・貼る	体内に注入
投与箇所	口	目・耳・鼻・口・皮膚・肛門	皮膚・筋肉・血管
薬の例	経口液剤・シロップ剤・錠剤・カプセル剤	点眼薬・点耳剤・点鼻剤・吸入剤・トローチ剤・軟膏・外用液剤・坐薬	注射剤・点滴

 声を出して確認！　誤薬防止の6R

　患者さんに薬を投与する前には、誤薬防止のため、以下の**「6つのR」**をチェックします。薬の指示箋と薬剤に表示されている情報に間違いがないか、**看護師同士で声を出して指差し確認**しましょう。

❶ Right Patient　正しい患者さん

❷ Right Time　　正しい時間

❸ Right Drug　　正しい薬剤

❹ Right Dose　　正しい量

❺ Right Route　　正しい方法

❻ Right Purpose　正しい目的

> 6つのRはよく使うので、覚えちゃいましょう！

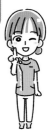

 ★Shiki's Point
薬の特徴を押さえよう！

　ここで解説した内容は、薬を取り扱ううえでは基本的な内容ですが、どれも必須の知識です。薬にはそれぞれ特徴があり、患者さんにとって最大限効果が発揮できる形で投与されます。作用、副作用、投与方法、与薬時の注意点までていねいに調べて、薬の特徴をしっかり理解してから投与してくださいね。

看護師あるある‼︎　先輩と6Rをチェックしているとき、正しくいえているか緊張することもあります（汗）。

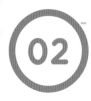

02 注意すべき薬物相互作用

今から患者さんにお薬を渡してきます。

そのお薬は飲食物との相互作用に気をつける薬ですよ。

そうだ、飲食物も薬に影響しますよね。勉強しないとです！

 ## 薬と飲食物の相互作用のまとめ

　摂取した飲食物によって、**薬の効果が増強されてしまう場合や、逆に効果が打ち消されてしまう場合**があり、これを「薬物相互作用」といいます。ここでは代表的なものをご紹介しますね。

　まずは**グレープフルーツ**です。血圧を下げる Ca 拮抗薬や抗てんかん薬、脂質異常症治療薬などの効果を増強させてしまいます。副作用も強く出る可能性がありますので注意が必要です。

　牛乳は抗菌薬、骨粗鬆症治療薬などの効果を低下させることがあります。

　ビタミン K を多く含む食品は、ワルファリンの作用を減弱させてしまいます。特に**納豆**は納豆菌がビタミン K を生成するため、控える必要があります。

　アルコールは、睡眠薬、抗不安薬、降圧剤、糖尿病治療薬の作用を増強させます。入院中にアルコールを飲む機会はありませんが、退院後に自宅などで飲むことがあります。薬は退院後に自己管理できるように、入院中から指導していきましょう。

　また、薬を服用する時間は、**薬の効果が最大限に発揮されるタイミング**です。薬の投与忘れがないように、右ページで薬の服用時間を確認しましょう。

代表的な薬物相互作用

飲食物	薬	注意点
グレープフルーツ（ジュース）	・Ca 拮抗薬 ・抗てんかん薬 ・脂質異常症治療薬	一緒に内服することで薬物効果が増強する
牛乳	・抗菌薬 　（テトラサイクリン系など） ・骨粗鬆症治療薬 ・鉄剤	一緒に内服することで薬物効果が抑制される
納豆	ワルファリン	一緒に内服することで薬物効果が抑制される
アルコール	・睡眠薬 ・抗不安薬 ・降圧剤 ・糖尿病治療薬	一緒に内服することで薬物効果が増強する
カフェイン	・気管支拡張薬	薬物の血中濃度が上がり、頭痛などが起こる
	・精神神経薬	カフェインの分解が抑制され、中枢神経刺激作用が増強する

薬の服用時間

起床時	食前	食直前	食後
朝起きてすぐ	食事の 30 ～ 60 分前	食事をする直前	食後 30 分以内
食間	**頓服薬**	**就寝前**	
食後約 2 時間	必要なとき	寝る 30 分くらい前	

★Shiki's Point
投与時はアセスメントを忘れずに！

薬を投与する指示がある場合でも、投与する前は必ずバイタルサインや患者さんの状態などをアセスメントしましょう。患者さんの容態によっては、薬の中止や変更が必要な場合もあります。また、検査によって絶食の指示がある場合は、薬の投与に変更がないか、必ず確認しましょう。

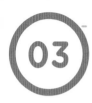

03 皮下注射・皮内注射

 今日は注射について一緒に勉強しましょう！

注射は採血と違って、先輩の腕で練習、というわけにはいかないので緊張します。

 注射には種類があるので、それぞれ大切なことを確認していきましょうね。

 ## どの注射をどこに穿刺すればいい？

　注射にはおもに①皮内注射・②皮下注射・③筋肉注射・④静脈注射の4種類があります。

　①皮内注射は、薬液の吸収が遅く、発赤が観察しやすいため、ツベルクリン反応やアレルギー検査などの目的で行われます。

　②皮下注射は、予防接種やインスリンの注射などが適応となります。

　③筋肉注射は、粘稠度の高い薬液や刺激の強い薬液、油性の薬液を投与できます。また、アナフィラキシーショックなど緊急に対応しなくてはいけないときは、アドレナリンを筋肉注射で使用することもあります。予防接種の際にも用いられます。

　④静脈注射は、持続的に薬液を投与する点滴静脈内注射と、一時的に投与するワンショットがあります。静脈用の薬剤を投与する場合、薬剤の迅速な効果を期待する場合、経口での投与が難しい場合などに用いられます。

　次に①皮内注射と②皮下注射の穿刺部位について説明します。

注射の穿刺部位

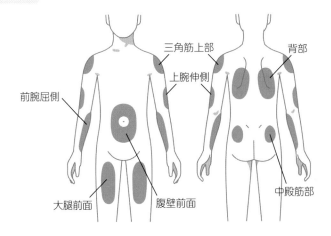

三角筋上部
背部
上腕伸側
前腕屈側
大腿前面
腹壁前面
中殿筋部

①皮内注射の穿刺部位

血管や神経が少なく、皮膚が柔らかい**前腕屈側が第一選択**です。皮膚を伸展させ、皮膚とほぼ水平に針先を沿わせて穿刺しましょう。

②皮下注射の穿刺部位

穿刺する部位には 5mm 以上の皮下組織が必要とされています。そのため、皮下組織が厚く、神経や血管の分布が少ない場所を選びます。

一般的には**上腕伸側**に穿刺する場合が多いです。皮下組織の刺入角度は、一般的には 10 〜 30° 程度ですが、もし皮下組織が厚い場合は角度をつける必要があります。逆に薄ければ浅く穿刺します。穿刺部位をつまみ、皮下脂肪の厚さを確認しましょう。

★Shiki's Point
医療情報は常にアップデートしよう

新型コロナウイルスのワクチン接種は筋肉注射で行われます。その際、今まで筋肉注射は「肘関節が曲がるように腰に手を置いてもらい、肩峰から 3 横指下の三角筋に穿刺」が主流でしたが、140 ページの方法が推奨されるようになりました。医療は常に変化しているので、知識をアップデートすることを常に心がけましょう。

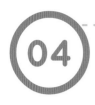

04 筋肉注射・静脈注射

 先生から筋肉注射の指示が出ました。

私も一緒に行きますね。やり方は大丈夫ですか？

 穿刺部位を一緒に確認してほしいです！

筋肉注射と静脈注射の穿刺部位は？

138 ページに続き、次は筋肉注射と静脈注射について解説します。

③筋肉注射の穿刺部位

筋肉注射の場合、筋肉組織が厚く、血管や神経の分布が少ない場所を選びます。**三角筋の場合、肩峰からおろした線と、前腋窩線の頂点と後前腋窩線の頂点を結ぶ線の交点**に 45 ～ 90°の角度で刺入します。中殿筋の場合は、体位は腹臥位もしくは側臥位で投与します。

④静脈注射の穿刺部位

基本的には静脈血採血と同じ静脈を選択します（69 ページ）。静脈ルートを確保する場合は、次のセクションで解説しますね。

筋肉注射のあと、揉んではいけない薬剤がある！

筋肉注射の投与後に注意することとして、注射した部位を揉んではいけない薬剤があるので、代表的なものをご紹介しますね。

アタラックス-P 注射液®は、注射部位を揉むことにより、筋肉組織から皮下組織、

筋肉注射の穿刺部位

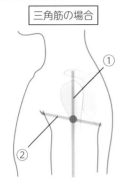

| 三角筋の場合 |

①肩峰から下ろした線と②前腋窩線の頂点と後腋窩線の頂点を結ぶ線の交点

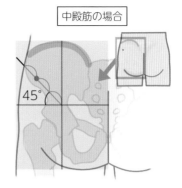

| 中殿筋の場合 |

45°

片側の殿部を4等分し、その交点から外側上方へ45°の角度の線を引いてそれを3等分し、腸骨稜から3分の1にあたる点

皮内組織へ薬液が漏出し、壊死、皮膚潰瘍、疼痛などが起こる可能性があります。

　ケナコルト-A®は、筋肉注射後に揉んでしまうと注射液が脂肪層に逆流し、萎縮による皮膚陥没を起こす可能性があります。

　リスパダールコンスタ®筋注用は、揉んでしまうと血中薬物濃度が速く上昇し、持続的な薬剤の効果が得られなくなってしまう可能性があります。

　このように薬ごとに注意点があるので、初めて扱う薬を投与する際は、注意することはないか、必ず確認してくださいね。自信がないときは先輩や薬剤師さんに確認しましょう。

★Shiki's Point
筋肉注射で注意すること

疾患の影響などで出血傾向にある患者さんに筋肉注射をする場合は、注意が必要です。患者さんの状態によって、筋肉内出血が起こるリスクがあるからです。また、筋肉が未発達な小児の患者さん、筋萎縮が見られる高齢の患者さんは筋拘縮などの可能性があるため、患者さんがこれらに該当する場合は、医師に確認しましょう。

看護師あるある‼ 筋肉注射は、英語で「Intramuscular Injection」なので「IM」または「筋注」と略して呼ぶことが多いです。

05 静脈ルート確保

今からルート確保に行ってきます。うまくできるか不安です。

最初は誰でも難しいと感じるので、うまくできるようにコツを教えますね！

うれしいです！　一発で成功させたいです。

点滴静脈内注射の基礎知識を確認しよう！

　点滴静脈内注射では、一般的に 50mL 以上の薬剤を直接静脈内に注入します。①末梢静脈から投与する場合と②中心静脈から投与する場合の 2 種類があります。中心静脈からの投与は、末梢静脈の確保が難しい場合や高カロリー輸液を投与する場合などに選択します。

弾力のある、まっすぐな血管を見つけるのがコツ

　静脈ルート確保をするときの一番のコツは、**弾力のあるまっすぐな血管を見つけること**です。血管に留置するカテーテルは長いため、穿刺部から針先までの長さがおさまる蛇行していない血管を選びます。第一選択は利き腕ではない上肢です。採血と同様に、肘正中皮静脈、橈側皮静脈、尺側皮静脈から探してみましょう。

　難しい場合は下肢の静脈を選択します。点滴は 24 時間行う場合もあるため、可能な限り移動や食事など患者さんの動作の邪魔にならない部位から探します。また、針の先端が屈曲する関節部にあたることも避け、固定しやすい位置を見つけましょう。

注射針の使い方

持ち方

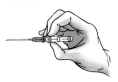

針を持つときは第一指と第二指（または第一指と第三指）で持つのが基本です。

外筒が進まないときは？

【原因】
外筒が十分に血管内に達していない

【対応】
針をもう少し進める

【原因】
外筒が血管壁に当たっている

【対応】
全体を少し引き、針を寝かせてから進める

 針の持ち方、穿刺後の進め方

　針の持ち方は、上の図のように第一指と第二指（もしくは第三指）で持つ形が**基本のフォーム**です。このフォームは針を寝かしやすく、逆血を確認しやすくなっています。

　穿刺が成功し、逆血が確認できたら、**針を寝かせて進める**ことが大切です。その後、外筒のみを根元まで押し進めるのですが、外筒が進まないケースはよくあります。外筒が血管内に入っていない、または外筒が血管壁に当たっているといったことが考えられ、針を寝かせて進められていないことが原因にあげられます。

　外筒が血管内に入っていない場合は針を少しだけ進め、外筒が血管壁に当たっている場合は、全体を少し引いて針を寝かせて進めましょう。

 ⭐Shiki's Point

指先の感覚を研ぎ澄ませよう！

　ここで紹介した基本のフォームは、針先の動きを感じやすい形でもあります。針先の動きを感じることも、ルート確保の上達のコツです。たとえば、針先が血管に到達したことは逆血から視覚的にわかるのですが、血管に入ったことを直接感じることもできます。成功率が上がるように、感覚も大切にしてくださいね。

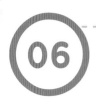

06 滴下数の計算

 これから点滴をする患者さんの滴下数を確認しましょう！

えっと……1 時間に 100mL の点滴を落とすわけだから……滴下数の計算が苦手で時間がかかっちゃいます。

 実はすぐに計算できる裏技があるんですよ。こっそり教えちゃいますね！

輸液セットの種類によって滴下数の算出法は異なる

　点滴の滴下数を手動で調節する場合は、輸液セットによって算出方法が異なります。

　輸液セットには成人用輸液セットと小児用輸液セットの 2 種類があり、**成人用輸液セットは 20 滴が約 1mL、小児用輸液セットは 60 滴が約 1mL** です。名前は成人用・小児用なのですが、滴下速度がゆっくりの点滴を投与する場合は、大人の患者さんでも小児用のルートを使用することがあります。そのため、両方計算できるようにしておきましょうね。

もう計算で悩まない！　滴下数算出の裏技

　以下の式に当てはめると滴下数がすぐに計算できます。

成人用輸液セット（20 滴＝約 1mL）の場合

　1 分間の滴下数＝1 時間の投与量（mL）÷ 3

小児用輸液セット（60 滴＝約 1mL）の場合

　1 分間の滴下数＝1 時間の投与量（mL）

滴下数早見表（成人用）

所要時間		30min.	1h	2h	3h	4h	5h	6h	7h	8h	9h	10h	12h	24h
1分間滴下数	500mL	333.3	166.7	83.3	55.6	41.7	33.3	27.8	23.8	20.8	18.5	16.7	13.9	6.9
	100mL	66.7	33.3	16.7	11.1	8.3	6.7	5.6	4.8	4.2	3.7	3.3	2.8	1.4
10秒滴下数	500mL	55.6	27.8	13.9	9.3	6.9	5.6	4.6	4.0	3.5	3.1	2.8	2.3	1.2
	100mL	11.1	5.6	2.8	1.9	1.4	1.1	0.9	0.8	0.7	0.6	0.6	0.5	0.2

なぜこの式で滴下数が算出できるの？

滴下数は

1分間の滴下数＝点滴の総量（mL）×1mL あたりの滴下数（滴 /mL）

　　　　　　　÷投与する時間（分）

で算出できます。ここで投与時間が 60 分の場合を考えてみましょう。成人用輸液セットの場合、1mL あたりの滴下数は 20 滴 /mL なので

1分間の滴下数＝1時間の投与量（mL）×20（滴 /mL）÷60（分）

となるため、計算すると

1分間の滴下数＝1時間の投与量（mL）÷3

となります。小児用輸液セットも同様に計算すると裏技の式になりますので、覚えておきましょう。

★Shiki's Point
滴下数の調整は適宜行おう！

点滴の滴下速度は患者さんの腕の向きなどで、変化する場合があります。点滴が予定より早く終わってしまった、もしくは、予定時刻に全然終わらなかったということがないように、患者さんが移動する前後や、病室に行った場合などには、滴下数を確認しましょう。

看護師あるある!! 点滴が時間ぴったりに終わると、何だかうれしかったりします。

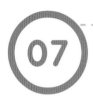

07 輸液ポンプ・ シリンジポンプ

今持っているその薬は輸液ポンプで投与するので、輸液ポンプを準備しますね。

どういうときに輸液ポンプを選択するのですか？

薬剤や患者さんの状態で選択しますよ。くわしく説明しますね。

輸液ポンプとシリンジポンプはどう違う？

　輸液ポンプとシリンジポンプは、点滴を**持続的に正確な量と時間で投与する際に用いられる**医療機器です。重症であるため投与量を正確に管理する必要がある患者さんや、急速投与をしてはいけない薬剤や血中濃度を安定させる必要がある薬剤などは、正確な時間で投与する必要があります。そのため輸液ポンプなどを使用するのです。

　シリンジポンプは 0.1mL/h 単位で流量を設定したいときに使用し、薬剤は 50mL まで投与できます。一方の輸液ポンプは、流量や薬剤の投与量が多い場合に使用します。

　輸液ポンプでは、**フリーフロー**による点滴の急速投与が起きないように注意しましょう。フリーフローは、点滴のクレンメを閉じずに輸液ポンプからチューブを外すことで起こります。アラームを対応しているときなどに起こりやすいので、気をつけてくださいね。

　シリンジポンプでは、**サイフォニング現象**に気をつけましょう。サイフォニング現象では、シリンジがシリンジポンプに固定されずに、シリンジポンプが患者さんよりも高い位置に設置されている場合、高低差により薬剤が急速投与されてしまいます。

フリーフロー

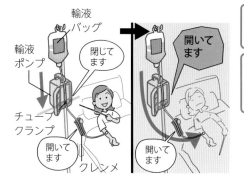

左：チューブクランプによって
フリーフローが防がれている状態

右：クレンメを閉じずに輸液ポンプの
チューブクランプを外すと、
流れをさえぎるものがなくなる

↓

フリーフローが発生

サイフォニング現象

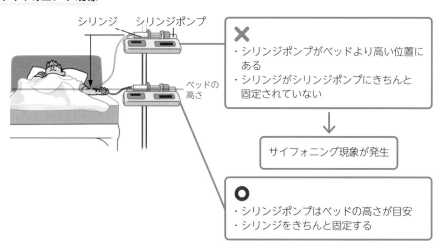

✕
・シリンジポンプがベッドより高い位置に
ある
・シリンジがシリンジポンプにきちんと
固定されていない

↓

サイフォニング現象が発生

◯
・シリンジポンプはベッドの高さが目安
・シリンジをきちんと固定する

★Shiki's Point
アナフィラキシーショックを防ごう

薬剤を扱うときは薬剤アレルギーに注意しましょう。アナフィラキシーショックが起こると、重症例では心肺停止に至る危険があります。薬剤の投与前には、必ず薬剤のアレルギー歴を確認してくださいね。蕁麻疹や皮膚の発赤、動悸や血管浮腫などの初期症状が見られた場合は、ただちに薬剤の投与を中止し、医師に報告します。

看護師になってよかったことは？

「看護師になってよかったことはありますか？」

この質問は、もしかしたら新人看護師さんから一番多くいただくものかもしれません。看護師のお仕事は多岐にわたりますから、慣れないうちは悩むことが多いのは、とてもよくわかります。

私にとって看護師1年目は、これまでの看護師人生で一番大変だった時期でした。なかなか思うように仕事ができず、できなかったことを先輩に指摘される日々。体力的にも精神的にも限界で、看護師に向いていなかったのかも、と何度も考えてしまいました。

そんなとき、心の支えになったのはある患者さんの言葉でした。その方の退院当日、最後のあいさつに行ったところ「看護師さんの中で一番安心できたよ、ありがとう」といわれたのです。とてもびっくりしたのと同時に、未熟で先輩に迷惑をかけてばかりの私でもできることがあったのだと気づきました。それ以来、**「自分はできない」**という考え方が、**「自分ができることを精一杯やろう」**という気持ちに変わりました。

私は患者さんから温かい言葉をいただくたびに「看護師になってよかったな」と励まされます。

看護師であることに悩んでしまい、もし看護師に向いていないと思ったら、今までのことを振り返ってみてください。**みなさんを必要としてくれる人は絶対にいます。**私は**みなさんにしかできない看護が絶対にある**と思います。自分のペースで、できることを1つずつ積み重ねていけば、少しずつ自信がついて、看護師になってよかったことが見えてくるかもしれません。**焦らずゆっくりで大丈夫ですよ。**

第 10 章

呼吸管理を知ろう

第 10 章では、酸素療法や吸引についてご紹介します。病棟では、酸素投与や吸引は頻繁に行われます。正しく実施できるよう、目的や種類、実施上の注意点なども含めてしっかりと勉強しましょう。酸素投与などによって、身体にどのようなことが起きているのかを理解することが大切です！

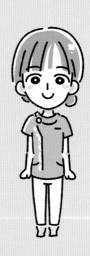

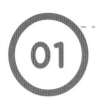

01 酸素療法の基礎知識

酸素を投与する指示をよく見るのですが、酸素を投与することで何が変わるんですか？

いい質問ですね。酸素投与は大切な治療の１つです。くわしく説明しますね。

しっかり勉強します！

なぜ酸素療法が必要なの？

　酸素療法とは、低酸素症の患者さんに対して、**高濃度の酸素を投与する治療法**です。

　体内で酸素の供給が不足した場合、血液中の酸素分圧が低下し、組織への酸素供給が十分に行われなくなってしまいます。この状態が続くと生命の維持が難しくなってしまうため、適切な酸素を投与し、低酸素状態を改善する必要があります。

　適応は、低酸素症のほか、肺炎などの呼吸不全やショック状態などによる循環不全の場合などに行います。

酸素療法の２つの種類を押さえよう

　酸素療法の種類は２種類あります。患者さんの１回換気量よりも供給される酸素流量が少ない**①低流量システム**と、患者さんの１回換気量よりも供給される酸素量が多い**②高流量システム**です。ちなみに１回換気量とは、１回の呼吸により気道や肺に出入りする空気の量です。

　それぞれの特徴などを解説していきますね。

酸素療法

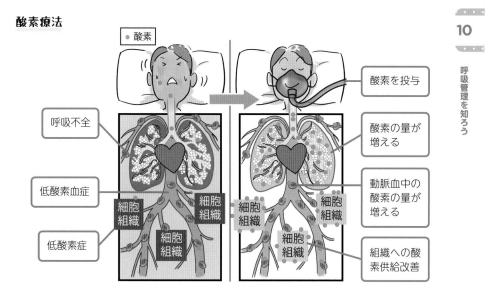

- 酸素
- 呼吸不全
- 低酸素血症
- 低酸素症
- 細胞組織
- 酸素を投与
- 酸素の量が増える
- 動脈血中の酸素の量が増える
- 組織への酸素供給改善

①低流量システム

供給される酸素量は患者さんの1回換気量より少ないため、1回換気量に満たない不足分は周りの空気を吸うことで補います。そのため、**酸素流量は一定であっても、吸入する酸素濃度は患者さんによって異なります。**

②高流量システム

高流量システムは、ベンチュリー効果を利用して、設定した酸素の濃度を1回換気量以上に供給することができます。**患者さんの呼吸状態に左右されずに、一定の酸素濃度を供給することができます。**

★Shiki's Point
酸素療法のモニタリングについて

酸素を投与しているときは、経皮的酸素モニターでモニタリングし、適切に酸素投与ができているかを評価しましょう。SpO$_2$ が低値のときは、治療の効果が十分に得られていない場合だけでなく、酸素投与器具が外れている場合もあります。また、値だけではなく、ベッドサイドで患者さんの呼吸状態も観察しましょう。

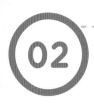

02 酸素供給システム

いよいよ患者さんに酸素を投与する準備をします！

一緒に確認しますね。酸素を投与するとき、供給源は 2 種類ありますよ。何だかわかりますか？

えっと、酸素ボンベと……もう 1 つは患者さんのベッドの上にあるものですね！

酸素供給システムを確認しよう

　酸素を投与するとき、供給源は 2 種類あります。**①中央配管式**と**②酸素ボンベ**です。

　中央配管式は、病室や手術室で使用されます。酸素ボンベは患者さんが移動するときに携帯しますが、患者さんが歩行可能な場合は酸素ボンベカートにセッティングし、車椅子やストレッチャーの場合には架台に設置します。

　酸素を投与する際は、**酸素流量**の指示があります。酸素流量とは、中央配管や酸素ボンベから出る 1 分間あたりの酸素の量で、酸素流量計を用いて調節します。

中央配管式の酸素は「緑」のアウトレット

　中央配管式では、施設内にある医療ガスを取り扱っている部屋から、院内の中央配管を通って、手術室や病室にいる患者さんのもとへ酸素が届けられます。病室のアウトレットは、接続時に間違えないように色と接続の穴が決まっています。右ページの図で確認してみましょう。**酸素の色は緑、ピンは上下の 2 か所**です。

　そのほか、空気の色は黄色で、ピンは 3 か所、吸引の色は黒で、ピンは上と左の 2 か所になります。

酸素の供給源

① 中央配管式

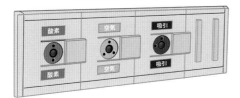

② 酸素ボンベ

酸素流量計

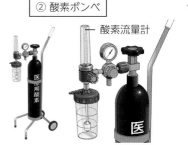

誤接続防止のため、表示されている文字を必ず確認しましょう！

🍀 酸素ボンベは「黒」のボンベ

　酸素ボンベには、高圧で圧縮された酸素が充填されています。酸素療法をしている患者さんが病室のベッドから離れる場合、酸素ボンベを使用して酸素投与を行います。

　酸素ボンベの色は黒です。医療用ガスボンベは、ほかには緑色の液化炭酸ガス、灰色の窒素ガス、赤色の水素ガスがあります。間違えないようにボンベに書いてあるガスの名前と色を必ず確認してくださいね。

　また、移動中に投与する酸素がなくなってしまった、ということがないように、酸素ボンベを持ち運ぶ際は、必ず残量をチェックしましょう。

⭐ Shiki's Point
酸素ガスの注意点

　酸素は物が燃えるのを助ける働きがあるので、火気厳禁です。そのため、火気がない場所に保管します。また、直射日光は、ボンベ内の圧力が上がって危険なため避けます。MRI室へのボンベの持ち込みも厳禁です。撮影時にボンベが引き寄せられてしまい、大きな事故が起こる危険性があります（101ページ）。

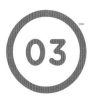

03 酸素投与器具の種類

 今回、酸素投与器具の中で鼻カニューラを選んだ理由は何ですか？

酸素流量が少ないので、鼻カニューラかと思いました。

 酸素流量も酸素投与器具を選択する際に考慮しますね。ほかにも患者さんが口呼吸かなどもポイントの１つです。では、くわしく説明しますね。

酸素投与器具にはどんなものがある？

鼻カニューラは鼻腔から酸素を投与します。装着中も会話や食事が可能というメリットがあります。ただし、酸素流量が多いと鼻腔粘膜への刺激も強くなるので、酸素流量は 5L/分が上限です。口呼吸の患者さんには向いていません。

酸素マスクは、鼻と口を覆い酸素を供給します。鼻カニューラより酸素流量を上げることができますが、マスクが顔に密着するために不快に感じる場合があります。そのため、患者さんが無意識に外すことのないように観察する必要があります。

また、マスクを止めているゴムによる耳や顔の皮膚トラブルが発生する可能性があるので、皮膚の状態をしっかり観察しましょう。

リザーバーマスクは、酸素を貯留させるリザーバーバッグがついている酸素マスクです。鼻カニューラや酸素マスクに比べて、高濃度の酸素を投与することができます。

ここまで解説してきたものは、低流量システムです。一方の高流量システムである**ベンチュリーマスク**は、酸素濃度をできるだけ正確に管理する際に用いられます。設定酸素濃度に応じて６種類のダイリューターから選択するのが特徴です。

酸素投与器具の種類と特徴

低流量システム			高流量システム
鼻カニューラ	酸素マスク	リザーバーマスク	ベンチュリーマスク
・装着が鼻腔のみのため、患者さんの負担が少ない ・鼻腔が閉塞している場合は適さない ・鼻腔の乾燥に注意	・鼻腔や口腔から酸素を取り込むことができる ・酸素流量が少ないと、マスク内に呼気が貯留しやすくなるので注意	・高濃度の酸素を投与することができる ・酸素流量は6L/分以上で使用する	・吸入酸素濃度を25～50％で投与可能 ・酸素濃度は6種のダイリューターを変えることで調節可能

🍀 酸素投与時は、状況により加湿も検討しよう

　酸素ボンベや中央配管から供給される**酸素の湿度はなんと「0％」**。加湿していない酸素が投与されると気道粘膜が乾燥し、それによって気道粘膜が損傷を受けたり、線毛運動が低下したり、分泌物の粘稠性が高くなって気道内に停滞したりしやすくなります。その結果、肺炎や気管支炎になってしまう危険性があるのです。

　日本呼吸器学会によると、鼻カニューラでは3L/分以下の場合、加湿不要とされていますが、患者さんを観察し、適宜加湿を検討しましょう。

★Shiki's Point
酸素療法における合併症

代表的なものとして、CO_2ナルコーシスや酸素中毒、吸収性無気肺があります。異常が早期発見できるように、呼吸の深さやリズム、回数、SpO_2の値、呼吸音、患者さんの表情や息苦しさなどの自覚症状、胸部X線の変化や意識障害の有無などをしっかりと観察しましょう！

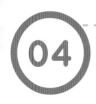

04 吸引の基礎知識

吸引のカテーテルはすごく長いので、正しく実施できるか不安になります。

では、吸引の目的から 1 つひとつていねいに確認していきましょう。吸引についての理解が深まると、不安も減らすことができますよ。

自信を持てるように勉強します！

なぜ吸引を行うの？

　吸引は、カテーテルを使用し**気道内の貯留物や分泌物を取り除いて気道を確保するため**に行います。

　通常、痰などの気道内の異物をとらえた粘液は、線毛運動によって食道へ移動し、異物を取り除きます。また、咳をすることでも異物を体外へ排出することができます。

　しかし、自力での排出が難しい場合には、異物が気道内に貯留してしまい、さまざまな合併症を引き起こすリスクがあります。合併症を予防するためにも、患者さんにあった適切なタイミングで吸引を行うことが大切なのです。

どんなときにどの吸引方法を選ぶ？

　吸引には、**①鼻腔吸引**、**②口腔吸引**、**③気管吸引**の 3 種類があり、痰が貯留している部位によって方法を選択します。

　①鼻腔吸引では、鼻腔から咽頭までの範囲を吸引し、②口腔吸引では、口腔から咽頭までの範囲を吸引します。ただし、鼻腔吸引、口腔吸引はいずれも気管まで挿入しません。気管挿管や気管切開をしている患者さんには、③気管吸引を行います。

吸引の方法

①鼻腔吸引	②口腔吸引	③気管吸引
鼻腔から咽頭までの範囲を吸引（気管へは挿入しない）	口腔から咽頭までの範囲を吸引（気管へは挿入しない）	気管を吸引。開放式気管吸引と閉鎖式気管吸引がある

 ### 痰の貯留で起こる合併症を知っておこう

　痰の貯留によって気道が狭くなると、気道に空気が流れにくくなってしまい、**気道抵抗が上昇**してしまいます。その結果、気道や肺が損傷を受けることがあります。

　また、粘性の高い痰が気道に貯留し、気道を閉塞してしまうと**呼吸困難**が起きたり、**窒息**したりする危険性があります。

　ほかにも、**無気肺**が起こる可能性もあります。無気肺とは、痰が気管支を閉塞してしまった場合に、肺の一部、もしくは全部に空気が行き渡らず、肺がつぶれてしまう状態を指します。

　窒息や無気肺によって血液中に酸素をうまく取り込めなくなると、**ガス交換障害**が起こる可能性もあります。

 ★Shiki's Point
体位ドレナージを行おう！

　痰を排出させるためには、吸引だけではなく体位ドレナージも有効です。重力を利用して痰を移動させることができます。痰の貯留している部位を聴診などでアセスメントし、分泌物が貯留した肺区域を上にした体位をとることで、痰の排出を促すことができます。体位変換をする際にぜひ意識してみてください！

05 口腔吸引・鼻腔吸引の注意点

先ほど吸引で出血してしまいました……。

口腔や鼻腔の粘膜は柔らかいので、カテーテルの挿入により出血が起こる可能性はあります。挿入する部位の構造をイメージすると挿入しやすくなりますよ。

構造、意識していませんでした……。ここで勉強してもう一度挑戦してみます！

吸引に伴う苦痛は最小限に！

　鼻腔吸引は鼻腔から、口腔吸引は口腔から、それぞれカテーテルを挿入します。患者さんにとって**苦痛を伴う処置**ですから、ていねいに素早く、効果的に行うことを心がけましょう。また、吸引中は患者さんの発声が困難であるため、苦しいときは手を挙げてもらうといった合図を決めておくことも大切です。

吸引圧と吸引時間はどれくらいが適切？

　適正な吸引圧は、成人の場合は**20kPa（150mmHg）程度**とされています。吸引圧が高すぎると気道粘膜を損傷してしまうので、注意してくださいね。

　カテーテル挿入時は、カテーテルを指で折り曲げ、吸引圧をかけずに挿入します。吸引圧をかけたまま挿入してしまうと、途中で粘膜に吸いついてしまい、粘膜を傷つける原因となってしまいます。

　1回の吸引時間は**10秒以内**が目安です。これ以上長いと苦痛が増強してしまいます。また、カテーテルをそのまま引き出したり入れたりすると粘膜が傷つく恐れがあるので、指で回転させながら引くイメージで行ってくださいね。

鼻腔・口腔吸引の挿入の長さと注意が必要な部位

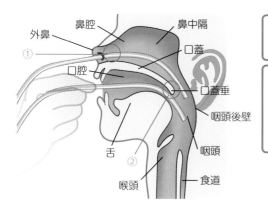

外鼻
①
鼻腔
鼻中隔
口蓋
口腔
口蓋垂
咽頭後壁
舌
②
咽頭
喉頭
食道

鼻腔吸引の挿入の長さ：15〜20cm
口腔吸引の挿入の長さ：10〜13cm

鼻腔吸引時に注意が必要な部位
①キーゼルバッハ部位（出血しやすい）

口腔吸引時に注意が必要な部位
②口蓋垂（咽頭反射が起きやすい）

カテーテルはどのくらい挿入する？

　鼻腔吸引の挿入の長さの目安は、**15〜20cm**、口腔吸引の挿入の長さの目安は、**10〜13cm** です。上の図を見るとイメージしやすいですよ。

　吸引したい痰の位置や、患者さんの体格によって挿入の長さは変わりますが、大切なことは挿入しすぎないことです。必要以上に挿入すると気道粘膜を損傷するリスクがあるので、挿入する長さは挿入前に意識してくださいね。

　鼻腔吸引で注意したい部位は、**キーゼルバッハ部位**です。粘膜が薄く出血しやすいのです。口腔吸引で注意したい部位は**口蓋垂**です。咽頭反射が誘発されやすいため、刺激しないように注意しましょう。

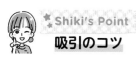

★Shiki's Point

吸引のコツ

鼻腔内の吸引の場合、先端を上に向けてしまうと先へ進まなくなってしまいます。そのため、鼻腔の解剖学的な構造を意識しながら、鼻腔の入り口からほぼ水平に向けると挿入しやすいです！　それでも難しい場合は、反対の鼻腔から挿入します。無理に挿入すると患者さんに苦痛を与えてしまうので、気をつけてくださいね。

医師が看護師から知りたい情報とは？①

　32ページで「I-SBAR-Cを使用した医師への報告」をご紹介しましたが、「具体的にどういう症状を報告したらいいんだろう？」と迷ったことはありませんか？　ここでは報告で知りたい情報を、医師への質問形式でご紹介します！

 先生、看護師から報告を受ける際に「これは知りたい！」という情報にはどんなものがありますか？

バイタルサインや意識レベルなどの大切な情報に加えて、「病態に応じた重要な変化」について知りたいですね。

 病態によって出現しやすい症状や、注意すべき症状、危険な兆候などは異なりますものね。

その通りです。たとえば、消化器外科でドレーンを留置した患者さんを担当した場合は、ドレーンの色調や色の変化を観察することが重要です。ただし、膵臓の術後と大腸の術後とでは、排液の性状として見るべきポイントが異なります。

 それぞれ目的が異なるので、どの性状が異常かを理解したうえで報告することが大事なのですね。

そうですね。病態によって変化は異なるので、看護師さんは自分の病棟に入る患者さんにおいて「どの病態で何を報告すべきか」を1つひとつ学んでいくとよいと思います。

第 11 章

急変対応を知ろう

第 11 章では、急変対応についてご紹介します。患者さんの様子がいつもと違うことに気づいたら、すぐに対応しなければなりません。ではいったい何をどういう流れで行うのか、くわしく解説していきます。迅速に行動できるように、実際の現場をイメージしながら読んでみましょう！

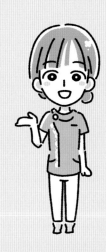

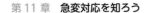

01 急変を発見したときの初期対応

 今一番心配なのは、患者さんに急変が起こったときです……。まず何をしたらいいんですか？

急変を発見したときは、患者さんを適切に評価し、迅速に対応することが大切ですよ。落ち着いて対応できるように、必要な知識を一緒に勉強しておきましょうね。

 しっかりと急変対応できるように、勉強します！

🍀 急変はどの病棟でも起こりうる

　医療現場における急変とは、患者さんの状態が急に変わり、**生命の危機に陥る状態**を指します。**急変はどの病棟でも起こる可能性**があり、急変に気づいたスタッフは、迅速に対応することが重要です。対応するスピードが早ければ早いほど、救命の可能性を高めます。急変対応の一連の流れを理解しておきましょう。

🍀 急変を発見したらすぐに応援を呼ぼう！

　「患者さんの様子がいつもと違う」といった異変に気づいたときは、まず**患者さんに声がけを行い、意識レベルを確認**しましょう。そして、**すぐに応援を呼ぶ**ことが大切です。ナースコールで「急変です」と伝えれば、ほかのスタッフがすぐに駆けつけてくれます。

　もし、ナースコールがすぐに応答しない場合は、大きな声で応援を呼びましょう。そのときに大切なことは、**患者さんのそばから絶対に離れないこと**です。急変のときは患者さんの変化を見逃せないので、患者さんから目を離さないで行動することが必須なのです。

急変時のアセスメントと対応

アセスメント
「患者さんの様子がいつもと違う」と気づいたら……

・患者さんへの声がけ
・意識レベルの確認
・バイタルサインの測定など

対応
ナースコール、または大きな声で応援を呼ぶ

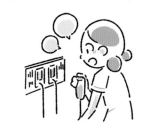

・応援を要請する
・患者さんから目を離さない
・物品やスペースの確保

 ## 自分が急変の連絡を受けたときは？

　急変の連絡を受けたときは、真っ先に要請のあった病室に駆けつけましょう。その際は、**救急カート**と**除細動器**、患者さんの状態をすぐに把握できる**ベッドサイドモニター**など、必要なものを持って病室に行きます。スタッフ同士で「救急カートを持って行きます！」といった声がけを行い、**役割分担をして対応**することが大切です。

　そして部屋に到着したら、**急変対応の準備**です。駆けつけたスタッフがそれぞれ役割をこなしていきます（168ページ）。大部屋の場合はほかの患者さんもいるので、急変対応を行うために個室へ移動することもあります。

★Shiki's Point
院内の救急コールについて確認しておこう

　ナースコール、または大声で応援を呼ぶことのほかに、院内の救急コールを利用する方法もあります。救急コールを依頼した場合、院内一斉放送で応援が必要な場所にスタッフを集めてくれます。名称は病院によって異なり、「コード・ブルー」や「ハリーコール」などがあります。所属する病院のやり方を調べておきましょう！

看護師あるある!! 　新人看護師さんは調べることがたくさんあるので、参考書を何冊も抱えて出勤することが多いですね。

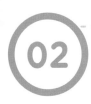

02　BLS（一次救命処置）

急変を発見した人が、患者さんのそばを離れてはいけないことはわかりました。応援を待つ間は何をすればいいんですか？

いい質問ですね。応援を待っている間は BLS を行います。

BLS は新人研修でもやりました！　しっかりと実践できるように復習します！

BLS は誰でも行える一次救命処置

　BLS（Basic Life Support）は、心肺停止または呼吸停止の患者さんに行う一次救命処置です。医療器具や薬を必要とせず、誰でも行うことができる心肺蘇生法で、医師が到着してから行う ACLS（二次救命処置）までの応急処置となります。具体的な流れを見ていきましょう。

Step1　意識の確認

「何かがおかしい」と異変を感じた場合は、すぐに患者さんに声をかけ、**意識レベルを確認**します（46 ページ）。反応がない場合は、身体を揺さぶるなどの刺激を与え、それでも反応がない場合は**応援を要請**します。

Step2　気道確保・呼吸と意識の確認

　意識を確認して応援を呼んだら**気道確保**を行い、患者さんの鼻と口に耳を近づけて**呼吸状態を確認**します。同時に、胸部を見て呼吸運動も観察し、**頸動脈の触知で脈拍も確認**します。血圧が 60mmHg 以上あれば、頸動脈が触知できます。呼吸をしていない場合や 10 秒以内に脈拍を触知できなかった場合は、**ただちに心肺蘇生法（CPR）を開始**します。

BLS の一連の流れ

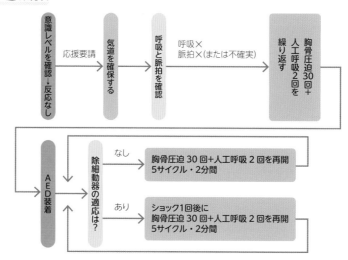

意識レベルを確認→反応なし → 応援要請 → 気道を確保する → 呼吸と脈拍を確認 → 呼吸× 脈拍×（または不確実） → 胸骨圧迫30回＋人工呼吸2回を繰り返す

AED装着 → 除細動器の適応は？

なし → 胸骨圧迫 30 回＋人工呼吸 2 回を再開 5サイクル・2分間

あり → ショック1回後に 胸骨圧迫 30 回＋人工呼吸 2 回を再開 5サイクル・2分間

Step3　心肺蘇生法（CPR）の開始

次に、胸骨圧迫とバッグバルブマスク(BVM)を使用しての人工呼吸を行います。**「胸骨圧迫を 30 回、次に人工呼吸 2 回」**のサイクルを「AED が到着する」「医師が到着して ACLS に移行する」「患者さんが動き出す」のいずれかになるまで行います。

Step4　AED 装着

自動対外式除細動器（AED）が到着したら電源を入れ、**ガイダンスに従って装着**します。AED は心電図の解析を行うので、除細動器が適応である場合はショックを 1 回行い、CPR を再開します。除細動器の適応でない場合は、ただちに CPR を再開します。

★ Shiki's Point
「救命の連鎖」とは？

急変した患者さんを迅速に通報し、心肺蘇生・除細動を実施し、二次救命処置につなげることを、「救命の連鎖」といいます。この一連の流れが途切れず、素早く行われることで救命効果が高まります。急変発見直後は、すぐに BLS を実践できることが大切です。そして医師の到着後に ACLS に移行していきましょう。

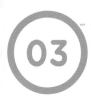

03 ACLS（二次救命処置）

急変対応を勉強していたら、緊張してきました……。

迅速かつ適切な対応となると緊張しますよね。急変対応は院内でも必ず研修があるので、頭だけではなく身体も使って急変時に備えていきましょうね。

はい！　いよいよ ACLS ですね！

ACLS は医師の到着後に行う二次救命処置

　ACLS（Advanced Cardiovascular Life Support）は、気管挿管や静脈路確保、薬剤投与などを行う高度な心肺蘇生法です。BLS で行っていた CPR を継続しながら、医師の到着後に ACLS に移行します。具体的な流れを見ていきましょう。

Step1　除細動器、心電図の装着

　CPR を継続しつつ、除細動器、心電図を装着し、心電図を解析します。**心室細動（VF）、心室頻拍（VT）** の場合は、除細動器の適応です。除細動器は、ポンプ機能を失った状態の心臓に対して、電気ショックを行って一時的に心臓を停止させ、正常な心臓のリズムに戻します。そのため、心臓の電気的活動がすべて停止した**心静止**と、心電図上で波形は見られるものの心臓のポンプ機能が消失している**無脈性電気活動（PEA）** は除細動器の適応外なので、除細動器を使用せずに CPR を継続します。

Step2　静脈ルート確保・薬剤投与

　CPR を継続しながら、点滴を投与する**静脈ルート確保**をします。そして、静脈ルートを確保したらすぐに医師に報告し、医師の指示のもと**薬剤を投与**します。

ACLS の一連の流れ

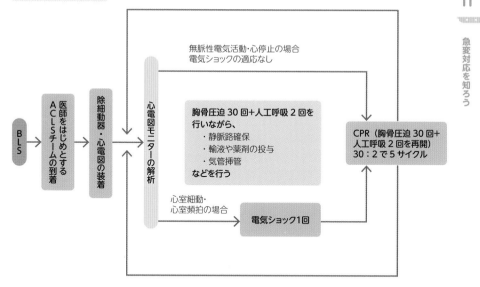

無脈性電気活動・心停止の場合
電気ショックの適応なし

BLS → ACLSをはじめとするACLSチームの到着 → 除細動器・心電図の装着 → 心電図モニターの解析

胸骨圧迫 30 回+人工呼吸 2 回を行いながら、
・静脈路確保
・輸液や薬剤の投与
・気管挿管
などを行う

心室細動・心室頻拍の場合 → 電気ショック1回

CPR（胸骨圧迫 30 回+人工呼吸 2 回を再開）30：2 で 5 サイクル

Step3　気管挿管

　医師が**気管挿管が必要**と判断したら、救急カートから気管挿管に必要な物品を迅速に準備します。気管挿管は医師が行うため、医師の介助を行います。

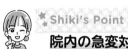

★ Shiki's Point

院内の急変対応のフローを確認しよう！

病院では急変対応の際、どのように行動するかがマニュアル化されています。院内研修、もしくは先輩看護師から配布されるので、必ず見ておいてくださいね。私は院内の急変対応マニュアルがすぐに確認できるように、コピーしていつも持ち歩いているメモ帳に貼っていますよ。

04 急変時の役割分担

急変対応の流れはイメージできたのですが、実際その現場にいたら焦って頭が真っ白になってしまいそうです……。

急変時はバタバタしているように見えて、実はそれぞれのスタッフに役割があります。その役割を理解できれば、自分がどう動けばいいか判断しやすくなりますよ。

そうなんですね。1つひとつ役割を確認していきます！

急変時は役割分担が大切！

　応援で駆けつけたときには、**自分の役割**を意識する必要があります。役割を決めることによって、立ち位置や準備する物品、何をすればいいのかが明確になり、無駄なく行動することができます。

　では、その主要な役割を1つひとつ確認していきましょう。

気道確保

　バッグバルブマスク（BVM）換気や気管挿管の介助を行います。必要な物品を準備し、患者さんの頭部に立ちます。

静脈路の確保、薬剤投与

　静脈ルートを確保していない場合は、静脈路を確保します。いち早く静脈ルートを確保するため、人数に余裕がある場合は左右の上肢、それが難しい場合は下肢を同時に見て適切な血管を探します。そして医師から指示された薬剤を投与します。

胸骨圧迫

　1分間に100〜120回のリズムで絶え間なく行います。介助者が疲れてしまうと圧迫する深さが浅くなってしまうなど、効果的な胸骨圧迫ができなくなってしまいま

急変時の立ち位置

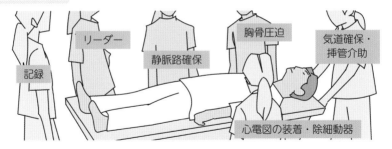

リーダー

胸骨圧迫

気道確保・挿管介助

静脈路確保

記録

心電図の装着・除細動器

す。そのため、1〜2分を目安に交代します。交代に要する時間は圧迫を中断しないように、最小限にとどめないといけません。

記録とタイムキーパー

患者さんの変化、処置、薬の投与などを経時的に記録します。時間は正確に記載し、あとでカルテに転記します。

心電図の装着と除細動器の操作

患者さんに心電図を装着し、バイタルサインに変化があったらすぐに声を出して、医師やほかのスタッフに共有します。また、除細動器がすぐに操作できるように備えておきます。

リーダー

スタッフ全体が適切に動けているかを確認し、必要に応じて指示を出します。また、スタッフが足りていない場所ではその役割を担うなど、臨機応変に対応します。

⭐Shiki's Point

医療現場で大切な「声出し」

患者さんの急変時には、それぞれの役割の人が同時に動いているため、患者さんのバイタルが変化した場合や除細動を行う場合などは、大きな声を出して周りのスタッフに知らせます。それにより、スタッフ間で現状共有ができます。薬剤投与など、複数人で確認が必要な場合は復唱して、ミスのないように行動しましょう。

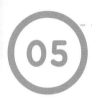

05 救急カートの中身と役割

急変のときに必要な物品は、どうやって準備するんですか？

急変時に使用する物品は、救急カートに入っています。気管挿管に必要な物品や薬剤などが一式そろっているので、何が入っているのかを事前に確認しておくと、急変時に焦らずに準備できますよ。

そうなんですね！　では救急カートの中身を確認しておこうと思います！

救急カートの場所と中身を知っておこう

　救急カートには、蘇生・救命処置に必要な物品や薬剤が入っています。誰でも使えることが重要なので、定位置が決まっており、中身は病院内で統一されています。みなさんも自分の病棟の救急カートの中身を確認してみましょう！

1段目：急変時に使用する薬剤

　例）アドレナリン、リドカイン、ノルアドレナリン、アトロピン硫酸塩水和物、炭酸水素ナトリウム、生理食塩水、アミオダロンなど

2段目：針やシリンジなどおもに薬剤を投与するための物品

　例）末梢静脈留置針、注射針、シリンジ、輸液ルート、三方活栓、延長チューブ、テープ類など

3段目：おもに気道確保に使用する物品

　例）喉頭鏡、挿管チューブ、スタイレット、バイトブロック、カフ用注射器、キシロカインゼリーなど

4段目：酸素投与に必要な物品や輸液などの比較的サイズの大きい物品

　例）酸素マスク、リザーバーマスク、鼻カニューラ、酸素流量計、生理食塩水、1

救急カートの中身

場所	中身
1段目	急変時に使用する薬剤 アドレナリン、リドカイン、炭酸水素ナトリウムなど
2段目	針やシリンジなど薬剤を投与するための物品 末梢静脈留置針、輸液ルート、延長チューブなど
3段目	気道確保に使用する物品 喉頭鏡、挿管チューブ、スタイレットなど
4段目	酸素投与に必要な物品や輸液などの比較的サイズの大きい物品 酸素マスク、酸素流量計、生理食塩水、1号輸液など
救急カートの上	AED、記録シート、バッグバルブマスク（BVM）など
側面	心肺蘇生時に用いる背板

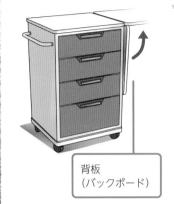

背板
（バックボード）

号輸液、乳酸リンゲル液など

 ## 救急カートの定期点検では何を確認すればいい？

　緊急時にすぐ使えるように、救急カートは**定期点検**を行います。チェックリストを使用し、決められた物品とその数量があるかを確認しましょう。足りないものはすぐに補充します。

　また、そのときに、「物品に損傷はないか」「物品や薬剤の使用期限が切れていないか」「喉頭鏡やペンライトはライトがつくか」などもあわせて確認することが大切です。

★Shiki's Point
救急カートの中身は何に使うか調べておこう

急変時にものを探すとなると、急がないといけないため、余計に焦ってしまいます。そのため、時間の余裕があるときに、何がどこにあるかを確認しておきましょう。そしてその物品は何に使うのか、その目的と使用方法を理解しておくことが大事です。それにより、医師が何を指示するかを予測して準備できるようになります。

医師が看護師から知りたい情報とは？②

160 ページに続いて、看護師からの報告についてもう 1 つ大事なことを伺いました。それは「患者さんの心情」です。さっそくご紹介します！

医師の側からすると、医学的な情報とは別に、患者さんの心情面も報告してほしい内容です。たとえば、治療に対してどの程度前向きか、医師に対してどんな感情を抱いているか、などですね。

治療に対しての思いなどは、看護をするうえでもとても大事な情報なので、先生から患者さんに治療方針のお話をされたときなどには、患者さんに必ず伺いますね。

患者さんはときとして医師には本音を話さず、看護師さんに胸の内を打ち明けることがあります。患者さんと良好な信頼関係を築き、情報収集をしてくれたら心強いと感じます。

「さっき先生には『はい』と答えてしまったんですが、実はまだ迷っています」といったことは患者さんによく相談されますから、そうした情報もしっかりと報告することが大事なのですね。

はい。また、患者さんの社会的な背景（家族関係、自宅での状況、職場との関わりなど）も、患者さんにとって医師には話しづらい情報になりえます。こういった情報が治療方針に影響を与えることは大いにありますので、その辺りを看護師さんに知っておいていただけるとありがたいと思っています。

病態と心情面の両方をしっかりと報告することが大事ですね。ありがとうございました！

第 12 章

さまざまな場面における
患者さんへの対応方法を知ろう

第 12 章では、どの病棟でも遭遇する可能性がある症状やトラブルについてご紹介します。勉強しておくことで、何を観察したらいいのか、どう対応したらいいのかがわかるようになります。知識を持つことで、どんな場面でも自信を持って対応できるようになりますよ！

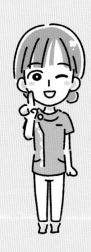

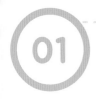

01 ショック

ショックを発見した場合、すぐに対応しないといけないのはわかるのですが、病態など勉強することがたくさんあって、いまいち理解できていません……。

ショックの病態によって特徴的な症状や初期の対応が異なるので、その理解が大切ですね。何よりショックだといち早く気づくことが大切なので、特に覚えておいてほしいことを紹介しますね。

はい！　一番大事なことを最初に勉強して、そこから病態の理解を深めていこうと思います！

 ショックの早期発見には、兆候を知ることが大切

　ショックとは「何らかの原因で重要臓器の血流が維持できなくなり、細胞障害・臓器障害が起こって、生命の危機に至る急性の症候群」をいいます。ショックを早期に発見するためには、その兆候を知っておくことが大切です。

　ショックが起こると身体の重要な臓器や組織の血液の流れが不足するため、全身にさまざまな兆候が見られます。ショックを疑う兆候は次の5つです。

①**蒼白**（pallor）　　②**冷汗**（perspiration）　　③**虚脱**（prostration）

④**脈拍不触**（pulselessness）　　⑤**呼吸不全**（pulmonary insufficiency）

　すべてpで始まる英単語で表すことができるので「**ショックの5P**」と呼ばれています。ショックを見抜くためには、**脳、腎臓、皮膚**の「**3つの窓**」を確認します。脳の血流が減少すると脳の機能は低下し、見当識障害などの意識障害が出現します。また、腎臓への血流が減少すると尿量が減少し、皮膚への血流が十分でない場合には、末梢冷感や網状皮斑が見られます。

　これらの兆候を見逃さず、初期の段階で適切な処置を行うことが大切です。

ショックの 5P

① 蒼白　　　pallor
② 冷汗　　　perspiration
③ 虚脱　　　prostration
④ 脈拍不触　pulselessness
⑤ 呼吸不全　pulmonary insufficiency

〈3つの窓〉
脳、腎臓、皮膚

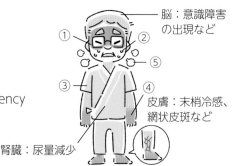

脳：意識障害の出現など

⑤

皮膚：末梢冷感、網状皮斑など

腎臓：尿量減少

ショックの4分類：病態を理解しよう！

　ショックは病態によって大きく4つに分類されます。❶循環血液量減少性ショック、❷血液分布異常性ショック、❸心原性ショック、❹心外閉塞・拘束性ショックです。

　❶循環血液量減少性ショックは、大量の出血や体液の喪失などにより全身の血液量が減少することで起こります。

　❷血液分布異常性ショックは、血管が過度に拡張し、相対的に循環血液量が減少することで起こります。

　❸心原性ショックは、心臓のポンプ機能が低下し、血液を全身に十分に送り出すことができないために起こるショックです。

　❹心外閉塞・拘束性ショックは、心臓自体には問題がないにもかかわらず、心臓の外側で起きた問題により心拍出量が低下することで起こります。

　それぞれの病態に応じて初期対応が変わります。

 ★ Shiki's Point

迷ったら応援を呼ぼう！

　ショックの兆候を疑いつつも、自信がなくて判断に迷うことがあるかもしれません。ですが、ショックが進行すると、全身に十分な血液が送られなくなり、命に関わります。そのため、少しでもおかしいなと思うことがあったらすぐに応援を呼びましょう！　応援を呼んでからの対応などは 11 章を参考にしてくださいね。

02 褥瘡

 担当の患者さんの褥瘡の評価はしましたか？

あっ、忘れていました……（汗）。体動が少ない患者さんは褥瘡のリスクがありますよね。

 そうですね。定期的に褥瘡発生のリスクを評価して、褥瘡発生を予防しないといけないですね。

褥瘡とは？

　褥瘡（じょくそう）は、同一部位が長時間圧迫されることで、皮膚や皮下組織などの組織への血流低下が起こり、**組織の損傷**が生じた状態です。病院ではベッドで過ごす患者さんや体動が制限されている患者さんが多いため、褥瘡の発生を予防することが大切です。

何が褥瘡の要因になるの？

　褥瘡は、体重による圧迫を受けやすい、**骨が突出していて皮下脂肪が少ない部位**に好発します（53 ページ）。

　通常であれば、同一部位が圧迫された場合は痛みや不快感が生じるので、体の向きを変えることで血流量の低下を回避することができます。しかし、**認知機能の低下や知覚障害、活動性の低下**などがある場合は、身体を動かすことができず、同一部位が圧迫されたままになってしまいます。また、**皮膚に湿潤がある場合や低栄養状態の**ときは、皮膚の組織が弱くなり、皮膚が損傷しやすくなっています。そのため褥瘡が起きやすいので、ベッド上で過ごす患者さんにはリスクアセスメント・スケールを使用し、褥瘡発生のリスクを評価することが大切です。

褥瘡のリスクアセスメント・スケール：ブレーデンスケール

知覚の認知	1	まったく知覚なし	2	重度の障害あり	3	軽度の障害あり	4	障害なし
湿潤	1	常に湿っている	2	たいてい湿っている	3	ときどき湿っている	4	めったに湿っていない
活動性	1	臥床	2	座位可能	3	ときどき歩行可能	4	歩行可能
可動性	1	まったく体動なし	2	非常に限られる	3	やや限られる	4	自由に体動する
栄養状態	1	不良	2	やや不良	3	良好	4	非常に良好
摩擦とずれ	1	問題あり	2	潜在的に問題あり	3	問題なし		

※施設や在宅では 17 点以下、病院では 14 点以下が高リスク

褥瘡はこうして予防しよう！

　褥瘡は身体の同一部位における圧迫によって生じます。自力での体動が難しい場合は、**体位変換や褥瘡予防のためのクッションなどによるポジショニングが大切**です。ベッドをギャッチアップしたときに身体がずり落ちると皮膚に負担がかかるため、身体がずれないようにポジショニングしましょう。

　また、**体圧分散マットレスやエアマットレスを使用**し、体にかかる圧力を分散させましょう。いくつか種類があるので、患者さんの自立度にあわせて選択することが大切です。

　ほかに、**シーツや衣類のシワ**によって皮膚に摩擦が生じるため、シーツ交換や着替えの際にはシワがないように気をつける必要があります。

★Shiki's Point
皮膚の発赤には要注意！

患者さんの皮膚に発赤を発見した場合は、一時的な発赤か褥瘡かを見極めることが大切です。確認方法には「指押し法」があります。発赤部分を指で3秒間圧迫すると、一時的な発赤の場合は消失しますが、褥瘡は発赤が持続します。全身状態は清潔ケアのときに観察しやすいので、発赤などの異常がないかを確認しましょう。

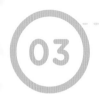

03 低血糖

さっき患者さんの低血糖症状を初めて見ました。これから低血糖を確認した場合、1人で対応できるか不安です……。

不安なときは、近くにいるスタッフに声をかけてくださいね。ただ、低血糖の患者さんにはすぐに対応する必要があるので、一緒にその流れを確認しましょう！

はい！　低血糖症状についても勉強したいです！

低血糖になると、こんな症状が現れる

　低血糖症状は、血糖値が正常の範囲から低下すると出現します。糖尿病の薬物療法中にもっともよく見られ、血糖値が 70mg/dL より低下すると、身体は血糖値を上げようとするため、**発汗、手指振戦、動悸、頻脈、不安感、顔面蒼白**などの交感神経刺激症状が出現します。

　さらに、血糖値が 50mg/dL 程度に低下すると、脳などの中枢神経が糖欠乏によるエネルギー不足となり、**頭痛、目のかすみ、傾眠、生あくび、異常行動**などの中枢神経症状が出現します。昏睡状態から死に至る恐れもあります。

　症状の出現は血糖値の低下速度などの影響を受けることがあり、患者さんによっては、交感神経刺激症状が出現しないまま、中枢神経症状が現れることもあります。特に低血糖を繰り返している患者さんがそうした傾向にあります。低血糖のリスクがある患者さんに対応する場合は、注意深く観察しましょう。

　患者さんの症状から低血糖を疑った場合は、すぐに**血糖値を測定**しましょう。ただちに血糖値を上げる必要がある場合は、**ブドウ糖の経口摂取もしくは静脈注射**を行います。低血糖時の医師の指示を確認しましょう。

低血糖の症状

血糖値　70　　　　　　50　　　　　　30

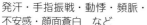

| 交感神経刺激症状 | 中枢神経症状 |

発汗・手指振戦・動悸・頻脈・
不安感・顔面蒼白　など

頭痛・目のかすみ・傾眠・
生あくび・異常行動　など

低血糖が出現する可能性のある疾患は何がある？

　低血糖を引き起こす可能性のある疾患はいくつかあるので、代表的なものをご紹介します。

　もっとも多く見られるのは、**糖尿病治療薬による低血糖**です。血糖値を下げる薬なので、下がりすぎて低血糖にならないように観察することが大切です。

　ほかには、**インスリンを過剰分泌してしまうインスリノーマ、胃切除後の後期ダンピング症候群、腎障害、肝障害**などの場合も低血糖の症状が出現する可能性があります。

　低血糖は、重症化すると長時間の昏睡によって脳浮腫が出現するといった、命に関わる危険な状態に陥る可能性もあるので、低血糖が出現する可能性のある患者さんを担当する場合は、低血糖の症状の有無を注意深く観察しましょう。

☆Shiki's Point
低血糖時の病棟での対応を確認しよう

低血糖を発見したときにすぐ対応できるよう、医師の指示簿に対応方法が記載されていたり、院内のマニュアルがあったりします。所属している病棟ではどのような対応をするのか、事前に確認しておきましょう！　迅速に動けるように、血糖測定器やブドウ糖の位置も確認しておくと安心ですよ。

04 高血糖

低血糖に続いて、高血糖について一緒に確認しましょう。高血糖は症状が現れにくいのが特徴的です。

この前ステロイドを投与していた患者さんに対して、血糖値を測定していたのはそのためだったんですね。

そうなんです。血糖値がかかわると糖尿病が浮かびがちですが、ほかにも高血糖が起こる可能性があるのでご紹介しますね。

高血糖になると、こんな症状が現れる

　高血糖とは、血糖値が正常の範囲より高い状態です。血液中の血糖値が高くなると、腎臓はブドウ糖を多量の尿と一緒に排泄しようとするため、**多尿**となります。また、尿量を増やすために体内の水分が使われてしまうと**脱水**となり、口渇が生じます。それを改善するため、水分を多く摂取するので**多飲**となります。ほかには**倦怠感**といった症状も特徴的です。

　そして脱水が続くと、意識障害といった重篤な症状が出現してしまいます。ただ、高血糖は自覚症状がほぼない場合が多いため、症状が出る可能性のある疾患を持つ患者さんを担当する場合や、高血糖の患者さんの治療を行う場合は、注意が必要です。

高血糖が出現する可能性のある疾患は何がある？

　高血糖は、インスリン抵抗性やインスリン分泌不全を引き起こす疾患で生じ、**糖尿病**が代表的です。インスリン抵抗性とは、体内でインスリンが分泌されているのに、インスリンの血糖値を下げる働きが十分に発揮されない状態をいいます。

　高血糖は糖尿病以外でも、**手術・ステロイド治療・抗がん剤投与**などのときにも注

高血糖で出現する症状など

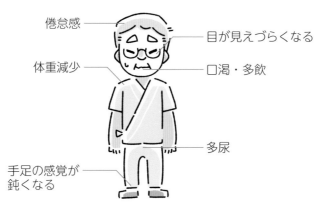

倦怠感

目が見えづらくなる

体重減少

口渇・多飲

多尿

手足の感覚が
鈍くなる

意する必要があります。それぞれ術後高血糖、ステロイド糖尿病、抗がん剤の薬剤による高血糖になる可能性があります。ほかには、インスリン分泌不全の起こる膵外分泌疾患などでも起こります。

 高血糖症状を疑ったときの対応は？

　患者さんの症状から高血糖を疑った場合は、すぐに**血糖値を測定**し、**意識レベルを確認**しましょう。そして医師の指示のもと**インスリンを投与**します。脱水状態が著明な場合は、輸液の投与も行われます。

　そのあとは定期的に血糖値を測定し、異常が見られないか患者さんの状態を観察します。

★Shiki's Point

高血糖が続くことで起こる合併症

慢性的に高血糖が続いた場合、血液中の糖により血管や神経が傷ついてしまい、糖尿病性腎症、糖尿病性網膜症、糖尿病性神経障害のリスクが高まります。これらを糖尿病の三大合併症といいます。そのため糖尿病の患者さんを担当した場合は、日常生活において適切な血糖コントロールが行われるように指導しましょう。

05 転倒・転落

 患者さんが転倒もしくはベッドから転落したときの対応については、確認しましたか？

まだやっていませんでした……。緊急に対応しないといけないですよね。

 そうなんです。もし頭を打っていたら大変なので、転倒・転落が起きたらどう行動するか、一緒に確認していきましょうね。

転倒・転落は命に関わる場合も

　転倒や転落はとても危険です。頭部外傷により**頭蓋内出血**が起こると命にかかわります。特に抗凝固薬を投与していたり、血小板が減少していたりする患者さんは出血傾向にあるため、転倒後に重症化しやすいです。また、高齢者の場合は、**大腿骨近位部骨折**が起こると、重度の障害が残る可能性があります。

　そのため、転倒・転落の発生時は、迅速に対応する必要があります。

転倒・転落が発生したら、すぐに患者さんのもとへ！

　転倒・転落を発見した場合、もしくは転倒・転落した可能性がある音がした場合は、すぐに患者さんのもとへ行き、**意識レベルを確認**します。そして**頭部を打撲していないか**、その他の部位の疼痛の有無や程度を確認し、バイタルサインなどを測定してすぐに**医師へ報告**します。また、病棟管理者にも報告しましょう。

　患者さんと会話が可能であれば、転倒した状況を確認します。そして、医師の診察や処置後は、**頭部 CT や X 線画像の撮影**を行う可能性があるので、すぐにこれらが実施できる準備を行います。

転倒・転落が発生したときの対応フロー

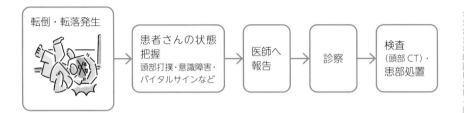

 転倒・転落リスクの高い患者さんは？

患者さんの状態によって、転倒・転落リスクが高い場合があるので注意しましょう。

睡眠薬を飲んでいる患者さんは、催眠作用などにより転倒のリスクがあります。リスクが高い場合は、夜間にトイレに行く際はナースコールを押してもらい、トイレまでの歩行に付き添うといった対策を実施しましょう。

認知症の患者さんの場合は、患者さんがベッドで起き上がったときにセンサーが鳴る離床センサーを使用するなど、ベッドの周囲の環境を整備しましょう。

また、**麻痺のある患者さん、筋力が低下している患者さん**なども注意が必要です。必要であれば歩行時は付き添うといった対策を考えましょう。

 ほかには、ベッド周りにコード類などの障害物はないか、ベッドは立ち上がりやすい高さか、患者さんの靴はすべりにくくないかなど、外的要因も確認していきましょう！

 ★Shiki's Point
転倒・転落は特に夜勤時が注意

夜間は夜間頻尿、睡眠薬の内服、せん妄の出現などで転倒・転落のリスクが高まります。そのため、患者さんの危険行動を予測して、それぞれ適切な対策を講じる必要があります。夜勤で情報収集するときは、転倒・転落の対策についてもしっかりと確認しましょう。

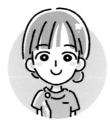

おわりに

「あれ、この悩み、私が看護師1年目のときに悩んでいたことと一緒だ」

　私がYouTubeで動画配信を始めようと思ったきっかけは、職場で新人看護師さんから聞く悩みと、私が新人看護師のときの悩みが同じだと気づいたことでした。

　私が看護師1年目のときは、勉強をしていたにもかかわらず、先輩から聞かれたことに即座に答えられなかったり、わからないことを調べてもすぐに仕事に活かすことができていない感覚があったりして、悶々とする日々を過ごしていました。

　でも、試行錯誤して経験を重ねていくうちに、自分なりの勉強方法を確立していくことができました。そして新人看護師さんを指導する立場になったときに、新人看護師さんとの会話を通して、新人さんが昔の私と同じ悩みを持っていることに気づいたのです。

「私が当時わからなかった勉強の方法や視点などを伝えることができれば、看護の勉強に悩んでいる新人看護師さんたちの役に立てるかもしれない」

　そう考えた私は、YouTubeを通して看護の勉強について発信しようと心に決めました。

　しかしひとつ、問題が……。YouTubeは病棟では見られないですよね。

　ということで、勉強するときのおともとして気軽に持ち運べるように、YouTubeで届けた内容を本にしたいと考えるようになりました。その想いが形になったのが本書です。

　本書は「読んでくれた方の勉強に少しでも役立ちますように」「看護師1年目の悩

みが減りますように」という願いを込めて、看護師1年目の方が悩みがちなことや、あらためて知っておきたい基本的なことを中心に解説しました。これからも、みなさんとともに歩んでいけるように活動していけたらと思っています。この本がみなさんの心の支えになるとうれしいです。

　最後に、この本ができ上がるまでには、たくさんの人に支えられました。温かくサポートしてくださったKADOKAWAの編集部のみなさん、編集にご協力くださった城戸千奈津さん、監修として関わってくださった山本健人（けいゆう）先生、相談に乗ってくれたありささん、本当にありがとうございました。この場を借りて御礼申し上げます。応援してくれた家族や友だちにも感謝でいっぱいです。

　みなさんの看護師1年目生活が充実したものとなりますよう、全力で応援しています！

看護師 四季

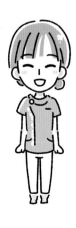

索引

ら行・わ行

［著者紹介］

四季（しき）

宮城県出身。東北大学医学部保健学科看護学専攻を卒業後、同大学の大学院医学系研究科を修了。看護師、保健師。看護師として病院に勤務しながら、看護師YouTuberとして新人看護師や看護学生を対象とした国家試験の勉強や看護に役立つ動画などを配信している。YouTubeチャンネル登録者は10.4万人、動画の再生回数は5,000万回超。わかりやすく、視聴者のためになる配信は人気があり、SNSの総フォロワーは16万人を超える。『プチナース』（照林社）などで多数執筆し、メディックメディア社の看護師国家試験対策講義動画の講師を担当。MENSA会員。

［YouTubeチャンネル］
（YouTube上で「看護師 四季」で検索！）
https://www.youtube.com/channel/UCx-FrZaHOzxEWaRqwwSV5Qw

人気現役看護師YouTuberの四季さんが書いた
看護師1年目の教科書

2023年4月7日　初版発行

著者／四季
監修／山本 健人

発行者／山下 直久

発行／株式会社KADOKAWA
〒102-8177　東京都千代田区富士見2-13-3
電話　0570-002-301（ナビダイヤル）

印刷所／株式会社加藤文明社印刷所